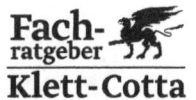

HILFE
AUS
EIGENER
KRAFT

HANNE SEEMANN

Kopfschmerzkinder

Was Eltern, Lehrer und Therapeuten tun können

Klett-Cotta

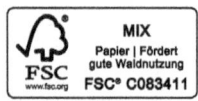

Klett-Cotta
www.klett-cotta.de
© 2013 by J. G. Cotta'sche Buchhandlung
Nachfolger GmbH, gegr. 1659, Stuttgart
Alle Rechte vorbehalten
Printed in Germany
Titelbild: © artenot – Fotolia.com
Gesamtgestaltung: Weiß-Freiburg GmbH – Graphik & Buchgestaltung
Gedruckt und gebunden von CPI – Clausen & Bosse, Leck
ISBN 978-3-608-86038-2

Fünfte Auflage, 2022

Bibliografische Information der Deutschen Nationalbibliothek
Die Deutsche Nationalbibliothek verzeichnet diese Publikation in
der Deutschen Nationalbibliografie; detaillierte bibliografische
Daten sind im Internet über http://dnb.d-nb.de abrufbar

Schnelleinstieg

- **Immer mehr Kinder leiden unter Kopfschmerzen** ▶ SEITE 12
- **Primäre und sekundäre Kopfschmerzen** ▶ SEITE 16
- **Am häufigsten: Spannungskopfschmerz und Migräne**
  ▶ SEITE 20
- **Der Migräneanfall – eine »Funktionsstörung«** ▶ SEITE 25
- **Das Migräne-Hirn** ▶ SEITE 36
- **Das Spannungskopfschmerz-Hirn** ▶ SEITE 38
- **Schneller sein als die Migräne** ▶ SEITE 42
- **Auszeit – Selbstvertrauen – Mut zum Rückzug: Übungen**
  ▶ SEITE 54
- **Das Kopfschmerzkind und seine Familie** ▶ SEITE 95
- **Das Kopfschmerzkind und seine Lehrer** ▶ SEITE 107
- **Hilfreiche Strategien – Entspannungsübungen** ▶ SEITE 128
- **Bücher, Hinweise und Adressen** ▶ SEITE 135

Inhalt

Vorwort 8

1. Einführung 11

2. Migräne und andere Kopfschmerzarten –
   was Eltern, Lehrer und Therapeuten wissen sollten   15

3. Migräne und Spannungskopfschmerz –
   Unterschiede und Ähnlichkeiten 19
   Migräne – Begleitstörungen und Aura 22
   Wozu ist Migräne da? 25
   Migräne-Auslöser 29
   Kopfschmerzen sind Schutz-Signale 32
   Ist Migräne heilbar? 35
   Das Migräne-Hirn 36
   Das Spannungskopfschmerz-Hirn 38

4. Primäre Kopfschmerzen – besonders Migräne 41
   Erwartungserregung und ihre Folgen 42
   Sensibilität – eine Schwäche oder eine Stärke? 46
   Sei schneller als deine Kopfschmerzen! 50
   Schutz und Sicherheit braucht das Kind 53
   Sorgen, Wut und Aggressionen – wohin damit? 59

    Selbstvertrauen, Mut und Kraft 67
    Für Ausgleich sorgen 72
    Lerne wählen! 77
    Voran in die Zukunft! 90

5. Das Kopfschmerzkind und seine Familie 95
    Fürsorge und Autonomie 96
    Der Umgang mit dem eigenen Körper 100
    Das familiäre Reizmilieu 103
    Leistungsorientierung und was sonst
    noch Druck macht 104

6. Das Kopfschmerzkind und seine Lehrer 107

7. Direkte und indirekte hilfreiche Strategien 111
    Die Krankengeschichte (Anamnese) 112
    Direkte Strategien zur Bewältigung akuter Schmerzen 117
    Mein Körper und ich 121
    Entspannungsübungen 128

Abschließende Gedanken 134

Zitierte Literatur 135
Nützliche Hinweise und Adressen 135

Vorwort

Wenn man erwachsene Kopfschmerzpatienten fragt, wann ihre Kopfschmerzen begonnen haben, so sagen sie sehr oft: »So ungefähr mit 11 Jahren.« Wir wissen aber, dass das Übel meist schon viel früher angefangen hatte, dass aber die Erinnerung nur bis dorthin zurückreicht und auch die Eltern erst relativ spät aufmerksam geworden sind. Wir werden sehen, dass manche Bauchschmerzen im frühen Kindesalter schon auf eine Migräne hinweisen und dass manche Kinder mit Asthma oder Neurodermitis später Migräne entwickeln, die dann die früheren Störungen ersetzt.

Gleichzeitig ist bekannt, dass etwa die Hälfte der Kopfschmerzkinder die Schmerzen in ihr Erwachsenenalter mitnehmen, wenn sie keine Beratung erhalten.

Wenn wir also versuchen, schon früh die Weichen so zu stellen, dass diese Kinder für sich eine Lebensweise entwickeln können, die sie vor Kopfschmerzen zumindest weitgehend bewahrt, so haben sie etwas für ihr weiteres Leben gelernt. Kinder sind in ihren Lebensweisen noch viel flexibler als Erwachsene, die in das Netz ihrer Gewohnheiten schon fest eingesponnen sind und ihm kaum entkommen können.

Früher habe ich immer sehr betont, dass die Therapie in die Hände von erfahrenen und ausgewiesenen Therapeuten gehört und dass Eltern bei ihren eigenen Kindern die Finger davon lassen sollten – Lehrer auch. Diese Meinung vertrete ich immer noch – bin aber mittlerweile zu der Ansicht gekommen, dass diese Kinder, wie auch alle anderen Menschen mit funktionellen Störungen, eigentlich keine Therapie benötigen. Was sie selbst und ihr näheres soziales Umfeld aber brauchen, ist eine gute Beratung, damit sie die Kopfschmerzen in ihrer Funktion verstehen, und Anleitung, was man tun kann, um sie zu vermeiden, d. h., ein weitgehend kopfschmerzfreies und – psychosomatisch gesehen – störungsfreies Leben zu finden.

Dieses neue Buch ist eine veränderte Fassung des gleichnamigen Buches von 2002, das aus einem Forschungsprojekt am Uniklinikum

Heidelberg unter Mitarbeit meiner damaligen Kolleginnen Jutta Schultis und Babett Englert hervorgegangen ist. Nun, nach 10 Jahren weiterer therapeutischer Erfahrungen mit Kopfschmerzkindern und in der ambulanten Beratung von Eltern und Lehrern, die mit diesen Kindern zu tun haben, fasse ich die wichtigsten Inhalte des früheren Buches zusammen; besonders die Teile, die sich im Umgang mit Kopfschmerzkindern *praktisch* am besten bewährt haben. Die Kinderzeichnungen wurden ebenfalls diesem Buch entnommen.

Zuerst einmal kommt es darauf an zu verstehen, was das ist: Migräne, Entspannungsmigräne, Spannungskopfschmerz oder gemischte Formen, und was die Kinder dabei durchmachen. Als Zweites enthält das Buch viele Anregungen und praktische Tipps, Geschichten und Übungen, die für Kinder und Jugendliche hilfreich sein können, wenn sie Kopfschmerzen haben – oder noch besser: um Kopfschmerzen zu vermeiden. Denn diese Kinder bringen eine besondere Konstitution mit auf die Welt – und wenn sie es schaffen, zu ihrem angeborenen Naturell die passende Lebensweise zu finden, ist es nicht nötig, Kopfschmerzen zu haben.

Zielgruppe dieses Buches sind also Kopfschmerzkinder – obwohl alles, was hier gesagt und empfohlen wird, auch auf Erwachsene zutrifft.

In diesem Sinn wünsche ich allen Leserinnen und Lesern, seien es Kinder, Jugendliche, Eltern, Lehrer oder Therapeuten, ein paar Aha-Erlebnisse und guten Gewinn.

Heidelberg, im Frühjahr 2013

1. Einführung

Kopfschmerzen im Kindesalter werden immer häufiger. Vor etwa 50 Jahren berichtete eine bahnbrechende schwedische Studie, dass 45% der untersuchten Kinder bis zu 14 Jahren an Kopfschmerzen litten, 4,5% davon an Migräne. Ende der 70er-Jahre stellten finnische Forscher einen Anstieg der Kopfschmerzen bei 14-jährigen Schülern auf 69% fest. Auch einige neuere Untersuchungen aus den Niederlanden und Italien bestätigen den Trend, wonach die Kopfschmerzhäufigkeit bei Kindern ansteigt. In einer von Raimund Pothmann 1999 durchgeführten Erhebung an Schulkindern in der Stadt Wuppertal und Umgebung stellte sich heraus, dass im Alter von 8–9 Jahren bereits 83% der Schüler Kopfschmerzerfahrungen hatten, eine Rate, die im Alter von 15–16 Jahren auf 93% anstieg (Pothmann 1999).

Wir können also von Kopfschmerzen als einer fast allgemein bekannten Alltagserfahrung sprechen. Sie gehören quasi zum Leben dazu und werden von Eltern und den Kindern als Belastungszeichen gewertet, worauf mit Pausen, Ruhe, Bewegung, frische Luft – je nachdem, was individuell hilft – reagiert wird. Man geht deswegen nicht gleich zum Arzt, nimmt vielleicht eine Tablette ein und beunruhigt sich nicht weiter.

15% aller Kinder zwischen 8–16 Jahren haben *behandlungsbedürftige* Kopfschmerzen von mittlerer bis starker Intensität, ca. 5% leiden unter Migräne. Aber auch schon kleine Kinder können starke Kopfschmerzen entwickeln. Entgegen einer lange geltenden, aber irrigen Meinung, auch von Neurologen, kann Migräne schon bei Kindern unter einem Jahr auftreten. Das ist nicht verwunderlich, wenn man von einer angeborenen Disposition ausgeht. So frühe Schmerzen sind dann aber schwierig zu diagnostizieren.

Da später bei vielen der betroffenen Kinder der Kopfschmerz bis ins Erwachsenenalter hinein bestehen bleibt, erscheint es wenig sinnvoll abzuwarten, ob sich die Schmerzen »auswachsen« werden. Denn man weiß ja nicht, bei wem und unter welchen Bedingungen sie das tun.

Wir wissen auch nicht, warum die Häufigkeit von Kopfschmerzen bei Kindern seit Jahren zunimmt. Wenn wir aber sehen, dass immer früher die kognitiven Fähigkeiten von Kindern schwerpunktmäßig gefördert werden – dass die Kopf-Arbeit schon früh im Kindesalter und danach immer stärker betont wird und ausgleichendes emotionales und körperliches Spiel ohne Leistungsanspruch mehr und mehr auf der Strecke bleiben –, dann wundert es eigentlich nicht, dass so mancher Kinds-Kopf sich dagegen wehrt und wehtut. Da hilft nur eine Pause! Am besten hinlegen, die Augen zumachen und sich zurückziehen. Denn mit Kopfschmerzen lässt sich schlecht denken.

Es ist schade, wenn schon Kinder immer wieder in Situationen geraten, die nach Rückzug verlangen. Denn Kinder wollen und sollen »hinaus« in die Welt. Insofern ist es nicht übertrieben zu sagen, dass Kopfschmerzen, ganz besonders die Migräne, einsam machen. Kopfschmerzen werden oft nicht ernst genommen, weil sie unsichtbar sind und unsichtbar machen: Wenn die Kopfschmerzen da sind, ist das Kind nicht da – weil es sich selbst wegräumt, vielleicht schläft, vielleicht still vor sich hin leidet und wartet, bis die Kopfschmerzen wieder weg sind –, dann taucht das Kind wieder auf und ist wieder da. Außerdem sind die »normalen« Kopfschmerzen nicht lebensgefährlich in dem Sinne, dass man daran sterben könnte – allerdings sind sie dennoch lebensgefährdend, weil sie einem das Leben ganz schön ruinieren und vermiesen können. Wie und warum Kopfschmerzen entstehen, das schauen wir uns in den folgenden Kapiteln einmal genauer an.

2. Migräne und andere Kopfschmerzarten – was Eltern, Lehrer und Therapeuten wissen sollten

In der offiziellen Kopfschmerzklassifikation werden mehr als 100 verschiedene Formen unterschieden, die sich – vor allem für die Forschung – differenzialdiagnostisch benennen lassen. Ärzte kennen diese Klassifikation, benutzen sie aber nicht in dieser Differenziertheit. Sie unterscheiden zunächst einmal zwischen *primären und sekundären* Kopfschmerzen – und wegen dieser wichtigen Unterscheidung lässt man Kopfschmerzen unbedingt ärztlich abklären – immer dann, wenn sie neu auftreten, wenn sie sich deutlich verändert haben oder im Zusammenhang mit einer Erkrankung wie Meningitis oder in sehr seltenen Fällen einem Tumor oder einem eher banalen Ereignis, z. B. einer Gehirnerschütterung, stehen könnten. Dann nämlich könnte es sich um *sekundäre bzw. symptomatische* Kopfschmerzen handeln, deren Ursache geklärt und behandelt werden muss. Auch bei akut auftretenden Kopfschmerzen mit Fieber und Nackensteifigkeit, einem Krampfanfall oder sehr heftigem und plötzlichen Beginn der Kopfschmerzen sollte man zum Arzt gehen. Doch kann auch ein Migräneanfall so heftig und beängstigend sein, dass eine neurologische Abklärung für Eltern und Kind eine Beruhigung darstellt. Denn Neurologen wissen und können erklären, dass zum Beispiel Seh-, Hör- und Riechstörungen, Gefühlsstörungen in Armen und Beinen bis hin zu Taubheit und Lähmungserscheinungen Vorboten eines Migräneanfalls sein können – sogenannte Aura-Symptome.

Manche Kinder haben Kopfschmerzen in der Schule, weil sie schlecht sehen – dann müssen sie zum Augenarzt. Bei Erkältungen, Wachstumsschüben, Infektionskrankheiten, Nebenhöhlenentzündungen oder Kreislaufstörungen treten Kopfschmerzen häufig auf und vergehen wieder, wenn die Erkrankung oder die Regulationsstörung abklingt.

Es kommt allerdings gar nicht selten vor, dass nach dem Ausschluss eines Krankheitsbefundes Eltern so weit beruhigt sind, dass sie danach ganz vergessen, was der Anlass des Arztbesuches war. Wenn dann das Kind weiterhin unter Kopfschmerzen leidet und wenn man diese Kopfschmerzen schon oft in ähnlicher Form erlebt hat und sie gut kennt, ist das Problem mit dem Arztbesuch und einer beruhigenden Diagnose noch nicht gelöst! Dann muss weiter überlegt werden, und zwar in therapeutischer Richtung.

Wenn Psychotherapeuten wegen Kopfschmerzen konsultiert werden, sollten aber auch sie immer zuerst danach fragen, ob das Kind ärztlich untersucht ist.

Man weiß, dass es sich bei 95% aller Kopfschmerzen um *primäre bzw. idiopathische Kopfschmerzen* handelt, also keine weitere Krankheitsursache im Spiel ist. Von ihnen wird ab jetzt die Rede sein.

Die beiden häufigsten Formen sind die *Migräne* und der Kopfschmerz vom Spannungstyp, kurz *Spannungskopfschmerz* genannt. Bei jüngeren Kindern handelt es sich oft noch um eine Mischform beider Typen, und es kommt sogar vor, dass Spannungskopfschmerzen in Migräne übergehen und umgekehrt. Man geht davon aus, dass bei beiden Kopfschmerzformen die zugrunde liegende Konstitution des zentralen und des vegetativen Nervensystems ähnlich sensibel ist, die Ausformung der Symptomatik sich jedoch unterschiedlich gestaltet – wobei die Reaktion bei Kindern noch nicht so festgelegt bzw. noch flexibler ist als später im Erwachsenenalter, wenn die Gewohnheitsbildung als Antwort des Körpers – in dem Fall des Kopfes – auf Belastungen sich in einer weitgehend gleich bleibenden Symptomsprache verfestigt hat.

Für das Verständnis des Kindes, was in seinem Körper vor sich geht, für den kurzfristigen Umgang mit den Kopfschmerzen und die Medikamentenwahl ist es nützlich, die beiden Haupttypen, also Migräne und Spannungskopfschmerzen, zu unterscheiden – auch, damit der Schmerz einen Namen hat, z. B. für Entschuldigungen in der Schule.

Die Ursachen und die grundlegende – also lebensbestimmende – Therapie sind jedoch die gleichen, wie wir auch in unserem Forschungsprojekt herausgefunden haben (Seemann et al. 2002).

Deshalb werde ich die beiden Schmerzformen zunächst unterscheidend beschreiben und danach zu allgemeinen therapeutischen Überlegungen und praktischen Ratschlägen übergehen.

3. Migräne und Spannungskopfschmerz – Unterschiede und Ähnlichkeiten

Der *Migräne-Kopfschmerz* tritt meist einseitig und pulsierend auf. Vorausgehend oder begleitend sind Übelkeit mit oder ohne Erbrechen und eine Überempfindlichkeit gegenüber Licht und Geräuschen. Das deutlichste Unterscheidungskriterium gegenüber dem Spannungskopfschmerz ist die Schmerzverstärkung bei körperlicher Aktivität, weshalb man sagt: Treppensteigen verschlimmert. Die Kinder spüren jeden Schritt bis in den Kopf. Bücken verstärkt den Schmerz ebenfalls wie alle schnellen Bewegungen.

Bei *Spannungskopfschmerzen* kann dagegen Bewegung, besonders draußen in der frischen Luft, lindernd sein. Kopfschmerzen vom Spannungstyp sind ziehend, dumpf, drückend und ziehen oft vom Nacken aus über den ganzen Kopf nach vorne in die Stirn. Der Spannungskopfschmerz naht schleichend heran, baut sich langsam auf, wie wenn sich da etwas zusammenbraut. Da dieser Kopfschmerz anfangs oder auch über lange Zeit hinweg mäßig stark sein kann, ist es möglich, sich durch Konzentration auf etwas anderes von ihm abzulenken. Wenn der Schmerz beginnt, ist es ratsam, nach draußen zu gehen, bewusst zu atmen, sich zu bewegen, den Blick zu weiten und zu entspannen. Wenn ein Kind längere Zeit unbeweglich und »steif« dasitzt oder wenn es die Aufforderung »sitz gerade« befolgt und dabei den Kopf stark nach vorne abknicken muss, um in sein Schulheft zu schauen, ist das für Spannungskopfschmerzen eine passende Gelegenheit, in Erscheinung zu treten. Dann ist Bewegung angesagt. Wenn der Kopfschmerz andauert und schlimm wird, ziehen die Kinder sich gern zurück und legen sich hin. Das ist klug.

Spannungskopfschmerzen sind vielen Menschen vertraut und leichter verständlich als die Migräne. Klar sollte jedoch sein: Wenn Spannungskopfschmerzen chronisch geworden sind – bei mehr als 15 Kopfschmerztagen im Monat –, sind sie schwer zu behandeln – also chronifizierende Kopfschmerzen nicht auf die leichte Schulter nehmen! Hinzu kommt, dass Spannungskopfschmerzen meist gut auf gängige Schmerzmittel ansprechen und die Betroffenen gar nicht merken, dass sie davon regelmäßig – also zu häufig und zu viel – einnehmen. Dann nämlich kann der Spannungskopfschmerz in einen Schmerzmittel-Kopfschmerz übergehen, und es entsteht ein schleichender Teufelskreis, dem man nur durch einen totalen Schmerzmittelentzug entkommen kann.

Die *Migräne* hat die Eigenschaft, meist sehr schnell, ja überfallartig zu kommen, sodass man ebenso schnell reagieren muss. Wir werden im therapeutischen Teil dem Kind sogar raten, noch schneller zu sein als seine Migräne und ihr nach Möglichkeit zuvorzukommen und zu entrinnen.

Die Migräne ist ein oft dramatisches und auf den ersten Blick unverständliches Ereignis, das aus dem normalen Rahmen des Alltagslebens herausfällt. Im Gegensatz zur landläufigen Meinung ist Migräne nicht einfach ein Synonym für starke Kopfschmerzen, es handelt sich dabei um ein sehr komplexes, viele Körperfunktionen betreffendes Geschehen. Da die dabei auftretenden Symptome vielfältig und uneinheitlich sind bzw. bei jedem Menschen anders kombiniert sein können, fällt es auch routinierten und aufmerksamen Ärzten und Eltern schwer, genau festzustellen, woran das Kind leidet. Hinzu kommt, dass die Migräneformen in der frühen Kindheit sich oft gar nicht im Kopf abspielen, sondern im Bauch – die sogenannte Bauch-Migräne –, und, wie man weiß, ist Bauchweh, auch in Form von Koliken, ein sehr häufiges und unspezifisches Symptom im Kindesalter.

Es ist nützlich, sich einmal klarzumachen, was im Organismus eines Menschen abläuft, wenn er einen Migräneanfall bekommt, und mit welchen Besonderheiten das Nervensystem eines Menschen ausgestattet ist, der eine Veranlagung zu Migräne hat.

Zunächst einmal sehen wir, dass es sich bei der Migräne um ein Anfallsgeschehen handelt. Ein Migräneanfall hat Vorläufer (Prodrome), dann kommt der eigentliche Ausbruch mit Schmerzen, oft auch Übelkeit und Erbrechen, der Rückzug mit Tiefschlaf, danach das Abklingen und vollständige Verschwinden aller Symptome – und dann ist alles wieder gut. Es bleibt kein Schaden und keine Zerstörung zurück, so dramatisch die Ereignisse auch gewesen sein mögen!

Migräne – Begleitstörungen und Aura

Für den Migräneablauf typisch sind vorausgehende Begleitstörungen wie Licht- und Geräuschempfindlichkeit, d. h., Licht wird heller, Geräusche werden lauter empfunden und stören erheblich, Gerüche, die sonst im Hintergrund sind, treten deutlich hervor und verursachen Ekelgefühle – z. B. schlechte Luft in Räumen oder abgestandener Zigarettenrauch im Auto. Manchmal müssen Kinder erbrechen, worauf es ihnen etwas besser geht. Wenn sie danach einschlafen können, wachen sie einige Stunden später wieder auf, fühlen sich erholt und sind um den eigentlichen Migräne-Anfall herumgekommen.

Nicht selten treten auch »seltsame« und beunruhigende Begleiterscheinungen auf wie visuelle Halluzinationen, Lähmungen der Gliedmaßen, sehr unangenehme Geruchsempfindungen oder unwillkürliche vegetative Reaktionen wie andauerndes Gähnen, Harndrang, Hitze- oder Kältegefühle, Gesichtsblässe oder -rötung und anderes. Die »seltsamen«, weil unmotivierten Phänomene werden, wenn sie der Migräne vorausgehen, *Aura* genannt. Für die meisten Betroffenen, seien es nun Kinder, ihre Eltern oder erwachsene Migränepatienten, sind Auraphänomene etwas, was sie ängstigt. Nehmen wir zum Beispiel die visuellen Veränderungen der Umgebung in den Blick, so ist es durchaus irritierend, wenn bei einer sogenannten Halbseitenblindheit nur noch die eine Hälfte der Realität sichtbar ist, die andere Hälfte total fehlt. Oder wenn in einem Verkehrsschild oder einem Text leere Stellen, also Löcher, auftauchen. Ein Schulkind kann dann nicht aus einem Buch vorlesen, es kann auch nicht mit dem Fahrrad fahren, keine Straßenschilder erkennen – ein normaler Umgang mit der räumlichen Umgebung ist dann nicht möglich. Wenn sich ein Mensch in einer Auraphase befindet, so ist die »Verzerrung« der Realität für ihn absolut realistisch. Er kommt nicht darauf, dass die Wirklichkeit »eigentlich« anders aussieht, obwohl er weiß, dass dies gerade eine Migräneaura ist – das hat er schon oft erlebt.

Die visuellen Halluzinationen, z. B. bunte Sternchen, helle Flecken, farbige Blitze und kreisende Bewegungen, dauern nicht allzu lang an und vergehen nach 20–40 Minuten wieder, bevor der Kopfschmerz einsetzt. Selten einmal gibt es auch sogenannte »isolierte Auren«, die ganz ohne nachfolgende Kopfschmerzen auftreten und nicht so leicht als Aura zu deuten sind.

Andere vorausgehende Phänomene wie Stimmungslabilität, Hautüberempfindlichkeit oder leichtes Fieber werden nicht so leicht als Vorboten der Migräne erkannt. Ärzte und Psychotherapeuten sollten die Vielfalt von Auraphänomenen zuordnen können und ihre kleinen Klienten und deren Eltern beruhigen. Auraerscheinungen deuten nicht auf eine psychische Störung hin, was man möglicherweise vermuten könnte, da ja auch Halluzinationen auftreten, sondern auf eine vorübergehende Funktionsstörung des Zentralnervensystems – wie denn überhaupt der gesamte Migräneanfall als solche verstanden werden muss.

Die Vielfalt der Phänomene, die bei Migräneanfällen auftreten, einschließlich Auraerscheinungen, ist sehr eindrucksvoll bei Oliver Sacks (2004) beschrieben – ein Buch, das sich zu lesen lohnt! Auch *Alice im Wunderland*, besonders der Band *Alice hinter den Spiegeln*, steckt voller überraschender Wahrnehmungsverzerrungen, was vielleicht darauf schließen lässt, dass sich sein Autor Lewis Carrol mit der Migräne-Aura auskannte. Das soll aber nicht heißen, dass er Migräne hatte: Viele moderne Werke der bildenden Kunst haben Ähnlichkeiten mit Auraphänomenen und werden von Migränepatienten ihren eigenen Aurabildern zugeordnet, was einfach heißt: Unser Nervensystem ist hochgradig bildfähig, sei es in den Träumen, unter Drogen, in der Fantasie. Es muss ständig eine gewisse Arbeit investieren, um seine innere Ordnung und unsere gemeinsam geteilte Weltsicht aufrechtzuerhalten. Wenn es das z. B. wegen Überforderung nicht mehr hinbekommt, wie bei der Migräne, dann entstehen solche Wahrnehmungsverzerrungen wie in der Aura.

Hier kann nicht auf alle vorkommenden Aura-Phänomene eingegangen werden, die häufigsten sind:

Halluzinationen

(Sie bezeichnen ein Erleben, das fälschlicherweise für die Realität gehalten wird – auch Träume sind Halluzinationen.)

- Optische Halluzinationen, z. B. leuchtende Helle, leuchtende Sterne, Blitze, Funken, Kräuseln, Wellenbewegungen, geometrische Figuren, die durch das Gesichtsfeld wandern in Schwärmen oder einzeln. Komplexe Skotome, z. B. das Flimmerskotom oder das negative Skotom, bei dem der Patient in einem Segment seines Gesichtsfeldes teilweise oder völlig blind ist. Optische Halluzinationen werden von den Patienten sehr oft in sinnvolle Bilder verwandelt bzw. als solche gedeutet.
- Taktile Halluzinationen, z. B. ein Vibrieren im Bereich der Zunge und des Mundes, den Händen, seltener den Füßen, die sich ausbreiten können. Sie können auch in negativer Form als Taubheitsgefühle auftreten.
- Andere Halluzinationen, z. B. besondere Gerüche, selten auch seltsame Geschmacksempfindungen, häufiger Déjà-vu-Gefühle oder Empfindungen von Bewegungen des eigenen Körpers, die nicht stattgefunden haben.

Veränderungen von Wahrnehmungsschwellen,

- z. B. starke Aufhellung des Sehens, Nachbilder von blendender Helligkeit, leise Geräusche erscheinen überwältigend laut, leichteste Berührungen werden als unerträglich heftig empfunden.

Veränderungen des Erregungsniveaus

- von Bewusstsein und Muskeltonus z. B. als eine sehr wache, angespannte und vigilante Phase, oft gefolgt von einer lethargischen Phase, also großer Trägheit, bis zum Bewusstseinsverlust.

Veränderungen von Stimmung und Affekt

- im Sinne »aufgezwungener« Affektausbrüche dramatischer Art,

z. B. Angst oder auch große unmotivierte Freude sind eher selten. In weniger dramatischer Form kommen Stimmungsschwankungen während des Migräneanfalls häufig vor.

Komplexe Störungen höherer integrativer Funktionen
→ entwickeln sich meist aus den einfacheren Phänomenen, z. B. Liliput-, Gulliver-, Zoom-, Mosaik- und Filmillusionen, Sprech- und Sprachstörungen, traum- und albtraumartige Zustände.

Auraphänomene treten oft zeitlich nacheinander auf, vermischen sich miteinander, sind meist komplexer, als die genannten Begriffe vermuten lassen, und sind für die Betroffenen schwer in Sprache zu fassen. Detaillierte Beschreibungen von Auraphänomenen finden sich bei O. Sacks (2004).

Eine Besonderheit sei aber abschließend noch einmal betont: Es gibt auch isolierte Auren von wenigen Minuten Dauer als einzige Manifestation einer Migräneattacke, ohne dass sich anschließend Kopfschmerzen oder vegetative Störungen wie Übelkeit und Erbrechen einstellen, also Migräne ohne Kopfschmerzen. Auch eine heftige Bauchschmerz- oder Fieberattacke kann ein Migräneäquivalent sein.

Deshalb ist es nützlich, die *Funktion* der Anfallsdynamik ganz allgemein zu beschreiben, weil dann verständlich wird, was der Körper mit der Migräne bezweckt, und weil man daraus etwas für den Umgang mit ihr schlussfolgern kann.

Wozu ist Migräne da?

Will man verstehen, wie und wozu der Organismus ein so komplexes Geschehen wie einen Migräneanfall herstellt, so muss man zunächst ein wenig ausholen und anschauen, welche medizinischen und sonstigen Fachrichtungen sich damit befassen. Am Migräneanfall sind das zentrale Nervensystem (mit dem sich die Neurologen und Neurophysiologen befassen) und das vegetative Nervensystem beteiligt (mit dem sich außer manchen Psychologen und Kinderärzten niemand befasst), während die Auslöser für einen Migräneanfall in ganz unterschiedlichen Gegenden zu finden sind, für die sich Psychologen, Ernährungswissenschaftler, Allergologen, Meteorologen, Lehrer, Eltern und alle möglichen anderen Stresskundige zuständig fühlen.

Man bezeichnet die Migräne als eine anfallsartige Funktionsstörung. Funktionsstörungen sind dadurch charakterisiert, dass geordnete Funktionsabläufe unterbrochen werden bzw. zusammenbrechen, um sich dann – unter günstigen Bedingungen – wieder einzuregulieren und erneut zu ordnen. Es ist wichtig, den Unterschied zwischen einer Erkrankung und einer Funktionsstörung zu beachten. Ich erkläre das meinen Patienten so: Wenn eine Heizung eine Funktionsstörung hat, dann blinkt ein Warnlicht – gewissermaßen als Meldung, dass etwas nicht stimmt –, dann muss man auf den richtigen Knopf drücken und vielleicht Wasser nachfüllen, oder eine andere Funktion regulieren, und sogleich funktioniert es wieder. Wenn die Heizung »erkrankt« ist, dann ist etwas kaputt und man muss vielleicht die Pumpe oder den Brenner austauschen oder reparieren. Zwar ist der Mensch keine Heizungsanlage, das wissen wir, deshalb ist diese Analogie ziemlich schräg. Aber die Unterscheidung zwischen Störung und Erkrankung ist wichtig: Migräne ist keine Hirnerkrankung, sondern eine vorübergehende Störung der Nervensysteme und, was man wissen sollte: Es ist nichts kaputt.

Die Funktionsstörung, die wir Migräne nennen, entsteht meist schnell und geht bei ausreichender Ruhe »von selbst« wieder weg. Ruhe ist also eine »günstige« Bedingung zur Entstörung des Funktionssystems. Diesen Sachverhalt bzw. Ablauf schauen wir uns nun einmal genauer an, und zwar rollen wir das Geschehen quasi vom Ende her auf.

Ungefähr 80% meiner erwachsenen Migränepatienten und auch manche Kinder antworten auf die Frage, wie es ihnen *nach* einem Migräneanfall gehe, also dann, wenn sie wieder aufstehen und sich dem Leben erneut zuwenden: »Da fühle ich mich wie neugeboren!« Und wirklich ist der Mensch, der vorher noch schwer krank war, zu diesem Zeitpunkt und noch eine ganze Weile danach völlig gesund. Und das geschieht auch ohne jegliche therapeutische Einflussnahme, einfach durch Ruhe und Rückzug.

Mir erscheint dies noch wesentlich aufschlussreicher als die Frage nach dem Zustandekommen eines Migräneanfalls, weil wir daraus schließen können, dass der Organismus die meiste Zeit weiß, wie es geht, störungsfrei zu funktionieren. Das heißt: Er kennt seinen gesunden, geordneten Zustand. Und er ist sogar in der Lage, diesen Zustand autonom, d. h. selbstregulierend, wiederherzustellen.

Sollten wir nicht denken, dass jedes Lebewesen nach Gesundheit und Funktionsfähigkeit – auch nach Wohlbefinden – strebt? Wie kommt es dann, dass der Organismus im Migräneanfall so total entgleist und viele seiner Funktionen in eine chaotische Unordnung abstürzen?

WARUM TUT UNS DER EIGENE ORGANISMUS SO ETWAS AN?

Der Organismus inszeniert diesen »Nervenzusammenbruch« selbst – und zwar aus gutem Grund. Die Migräne ist nämlich die Notbremse, die der Organismus selbst »zieht« bzw. auslöst, um sich vor Überlastung zu schützen. In einem Teil des Nervensystems, das die lebenswichtigen Funktionen reguliert, im Hirnstamm, gibt es einen Fühler, der Überlastungen erkennt und daraufhin den sogenannten »Migräne-Generator« in Gang setzt. Wir kennen in anderen Zusammenhängen solche Generatoren, z. B. den »Wehen-Generator« bei der Geburt, der zeitgerecht die Eröffnungswehen und danach die Presswehen auslöst, was ja ebenso eine Erkennung des gerade statthabenden Zustandes voraussetzt.
Bei der Migräne wird ein Zusammenbruch ausgelöst, der alle erregenden Funktionen lahmlegt und die hemmenden, beruhigenden Funktionen vorherrschen lässt. Anders ausgedrückt: Die sympathische Übererregung

> wird fast schlagartig abgelöst durch parasympathische, erregungsdämpfende Einflüsse, die aber wiederum übermäßig stark ausgeprägt sind. Nun ist unser Nervensystem normalerweise auf Ausgewogenheit von Erregung und Entspannung, von Sympathikus und Parasympathikus angewiesen, wenn es gut und sinnvoll funktionieren soll. Bei Menschen, die zu Migräne neigen, kommt es allerdings hin und wieder zu einer ungesunden, weil übermäßigen, Unausgewogenheit, und zwar deshalb, weil die Erregung sich unaufhaltsam aufschaukelt – währenddessen nicht automatisch gegenreguliert wird. Dann hilft sich der Organismus mit einem Schutzreflex, provoziert einen großen Systemzusammenbruch, um danach in aller Ruhe wieder Tritt zu fassen und wieder normal zu funktionieren.
> Dem Organismus kommt also die Migräne sehr entgegen, dem betroffenen Menschen nicht.

Dies gilt auch für die sogenannte *Wochenend-Migräne*, was für viele Betroffene nicht so recht verständlich ist, denn das ist doch die Zeit der Entspannung. Und tatsächlich wird diese Migräneform auch *Entspannungsmigräne* genannt. Hierbei benützt der Körper die natürliche Pause des Wochenendes zur Erholung, sackt aber total in den Keller. Die vorausgegangenen Belastungen waren übermäßig und konnten während der Woche nicht ausreichend ausgeglichen werden. Wenn man Patienten mit einer Entspannungsmigräne sagen hört: »Solange ich arbeite und in Fahrt bin, passiert mir nichts, am besten wäre es, ich würde durcharbeiten!«, so ist das auf den ersten Blick zwar einleuchtend, es wäre aber eine Falle.

Die Wochenend-Migräne ist eine besonders zuverlässige und rücksichtsvolle Migräneform: Sie unterbricht nicht bei wichtigen Arbeiten, sie funkt nicht unvermittelt dazwischen, sondern wartet höflich ab, bis sich eine passende Gelegenheit zur Erholung bietet. Manche Menschen werden zuverlässig am ersten Ferientag krank – das ist ein ähnlicher Mechanismus und, funktional gesehen, ausgesprochen nützlich. Der Organismus hat große Energiereserven, sodass wir uns in Notzeiten gut auf ihn verlassen können. Er weiß sogar, was für uns wichtig ist, und richtet sich danach. Dass er so manche Schulwoche für eine Not-Zeit hält, besonders wenn Arbeiten geschrieben werden müssen, spricht für seine Intelligenz. Wenn er sich dann aber nicht darauf verlassen kann, dass das Kind auch seine Erholungsbedürfnisse ausreichend und zeitnah berücksichtigt, holt er sich diese Zeit eben am Wochenende. Das empfindet das Kind dann allerdings zu Recht nicht als eine Erholung nach seinem Geschmack. Hier haben wir einen Interessenskonflikt, den der Körper zu seinen eigenen Gunsten entscheidet.

Nicht selten beginnt die Migräne auch mitten in der Nacht, wenn der Körper sich bereits in Entspannung befindet, oder morgens, wenn man länger schläft als gewohnt, was beides das »Absacken« begünstigt.

Bei Kindern kommt es nicht selten vor, dass sie ihre Migräneanfälle montags haben. Man könnte denken, das läge am Stress der beginnenden Schulwoche, man könnte aber auch an eine Entspannungsmigräne nach einem aufregenden und überfüllten Wochenende denken.

Die häufigsten Anlässe für Entspannungsmigräne sind bei Kindern solche Aktivitäten, bei denen sie sich verpflichtet fühlen mitzumachen, gut zu sein, durchzuhalten, also z. B. sportliche Wettkämpfe, Theater- und Musikaufführungen, Kindergeburtstage usw. – alles Aktivitäten, die auch eine schöne Seite haben – wo man aber nicht einfach zwischendrin aufhören kann, wenn es einem eigentlich zu viel wird.

Migräne-Auslöser

In der Kopfschmerz-Literatur nehmen die »Auslöser« einen breiten Raum ein – wir denken in Ursache-Wirkungs-Zusammenhängen, und was zeitlich vorhergeht, wird gern als Ursache angesehen. Migräne-Auslöser sind aber keine Ursachen – das ist die Überlastung des Nervensystems –, sondern gewissermaßen der »letzte Tropfen«, der das ohnehin schon übervolle Fass zum Überlaufen, d. h. die Anfallskaskade in Gang bringt.

Manche Auslöser sind bereits Bestandteil des eigentlichen Migräneanfalls, manche begünstigen im Vorfeld den Aufschaukelungsprozess.

Viele Kinder – Erwachsene auch – nennen Wetterwechsel als Auslöser. Welche Art von Wetter gemeint ist, variiert – aber alle abrupten Wechsel sind schwer erträglich. Auch Hitze, schlechte Luft, besonders im Auto, Streit und Ärger, unangenehme Situationen in der Schule oder mit Freunden, Schulstress allgemein, viele Hausaufgaben, große und laute Klassen und garstige Lehrer werden genannt – wie man sieht: Es ist das ganz normale Leben, das ein robustes Kind höchstens ärgert, aber nicht so erheblich beeinträchtigt wie ein Kind mit einer Migräne-Disposition. Was sensible Kinder als störend empfinden, ist sehr individuell und hängt zudem von ihrer Tagesform ab.

Hier eine Liste von »gängigen Auslösern«, von denen beim selben Kind auch mehrere zusammenkommen können:
- Autofahren (wenn es draußen warm ist oder drinnen schlecht riecht)
- zu wenig oder zu viel Schlaf
- zu langes Fernsehen oder Computerspielen (manche entspannt das aber auch)
- Lärm (von anderen Leuten verursacht)
- grelles Licht
- plötzlicher Wetterwechsel
- unregelmäßige oder ausgefallene Mahlzeiten
- Ärger (Stress) in der Schule und Familie
- traurige oder enttäuschende Situationen
- ängstliche Erwartungen
- freudige Erwartungen

- → Wettkampfsport, Formationstanz
- → zu viele Süßigkeiten
- → Nahrungsmittelunverträglichkeiten, z. B. Nüsse, Schokolade, Käse, Milch etc.

Hier spielen weniger Nahrungsmittelallergien eine Rolle – wiewohl auch das vorkommt – als vielmehr Unverträglichkeiten von Zusatzstoffen. Trifft dies zu, so haben diese Kinder meist schwere und häufige Migräneanfälle, leiden zudem oft noch unter Hautekzemen und möglicherweise auch an Asthma. Derlei sollte man durch Auslassversuche verifizieren. Dabei lässt man konsequent für einige Zeit, vielleicht 2–3 Wochen, ein einziges oder mehrere verdächtige Nahrungsmittel weg und fügt sie nach dieser Zeit wieder hinzu: dann sollte das allergische Symptom in voller Stärke wieder erscheinen. Dies ist manchmal ein mühsamer Prozess, bei dem es nützlich ist, sich von einem kundigen Arzt begleiten zu lassen. Aus meiner Sicht sind Auslassversuche zur Reaktions-Diagnostik des Körpers hervorragende Wege, um herauszufinden, was einem Menschen gut bekommt. Man identifiziert dabei zwar auch einen Übeltäter – aber zu dem Zweck, ihm fortan aus dem Weg zu gehen. Dieses Grundmuster kann man nicht nur auf die Ernährung, sondern auf sein ganzes Leben anwenden: Verzichte großzügig auf alles, was dir schadet, und suche all die anderen guten Sachen zusammen, die dir wohltun.

Die oft als Auslöser beschuldigte Schokolade ist allerdings nichts anderes als ein nützlicher Helfershelfer des Migräneanfalls: Sie hilft dem Organismus, schneller zusammenzubrechen. Der Heißhunger auf Süßes im Vorfeld der Migräne, bekannt als »Craving«-Syndrom, ist eine Art Selbststimulation des Gehirns. Ebenso die innere Übererregung, die es fast unmöglich macht, zur Ruhe zu kommen: Da ist der Point of no return bereits überschritten, und der Anfall nimmt seinen Lauf. Das davon betroffene Kind ist an diesem Punkt oft überhaupt nicht unglücklich, hat es doch ein High-Gefühl, ist körperlich und psychisch animiert und »gut drauf«. Das ist für Kinder, die oft mit eher wenig vegetativer Energie ausgestattet sind, eine gute Erfahrung.

Die beginnende vegetative Entgleisung äußert sich dann manchmal in anhaltendem Gähnen, Schwitzen oder Frieren, Harnverhalten oder vermehrtem Pinkeln, Übelkeit, Erbrechen – alles Zeichen für den nahenden Zusammenbruch bzw. die Entordnung von sonst wohlgeordneten vegetativen Funktionen.

Entgleisungen des sensorischen Systems wurden schon bei den Aura-Symptomen besprochen. Sie spielen sich in den Seh- und Hörfunktionen ab, hinzu kommen Verzerrungen der Geruchs- und Gefühlsempfindungen.

Wenn aber nach oder bereits während eines Migräneanfalls, nachdem sich alle Funktionen wieder geordnet haben, der Organismus wieder ganz gesund ist, dann wirken für eine ganze Weile auch die Auslöser nicht mehr! Denn dann – um im Bild zu bleiben – ist das Belastungs-Fass erst einmal für eine ganze Weile leer und füllt sich erst nach und nach wieder auf.

Dann kann man Schokolade essen, dann kann sich das Wetter ändern, dann kann es sogar Ärger und Stress geben – schadet alles nichts, der Organismus ist für eine ganze Weile wohlgeordnet, gesund und robust.

Also: Darauf achten, in welcher Zeitphase und in welcher Tagesform man gerade ist, bevor man zur Schokolade greift. Bei Heißhunger: Schokolade aufessen und sofort hinlegen! Dann ist nämlich der Kipp-Punkt, an dem die Migräne beginnt, schon fast wieder erreicht.

Kopfschmerzen sind Schutz-Signale

Es ist sicher nicht ganz einfach, Kopfschmerzkinder und ihre Eltern und Lehrer davon zu überzeugen, dass Kopfschmerzen eine wichtige schützende und im eigentlichen Sinn heilsame Funktion haben. Wir kennen verschiedene Schutzsysteme des Organismus. Einige, die Schutz*reflexe*, benutzt unser Körper ohne unser Bewusstsein und Zutun, wenn es schnell gehen muss und überlebenswichtig ist. Der Lidschlagreflex schützt schnell und automatisch unser Auge vor Verletzungen, der Wegziehreflex sorgt dafür, dass wir die Finger nicht auf der heißen Herdplatte liegen lassen.

Das Immunsystem ist ein autonomes Schutzsystem, das, ohne dass wir etwas davon wissen müssten, aufpasst und dafür sorgt, dass wir gesund bleiben oder wieder gesund werden – dennoch benötigt es manchmal unsere Aufmerksamkeit und Fürsorge. Dann nämlich, wenn es Fieber macht und damit sagt: »Halte dich ruhig, schone dich, geh zum Arzt!« Es ist dann nicht angebracht, ein fiebersenkendes Medikament einzunehmen und weiterzumachen wie vorher.

Ein anderes Schutzsystem, das sich sofort an unser Bewusstsein wendet, ist die Angst. Auch hier ist es nicht nützlich, die Angst auf Dauer mit Medikamenten zu unterdrücken – vielleicht will sie ja etwas sagen.

Der Schmerz ist das Schutzsystem, das dem Bewusstsein am nächsten steht – kommt er uns nicht zu Bewusstsein, so haben wir ihn schlichtweg nicht. Er hat eine wichtige Forderung: »Hüte dich vor Verletzungen, schau her, beachte mich.« Mit funktionellen Schmerzen macht der Körper auf Überforderung und unangemessene Lebensführung aufmerksam. Bei Kindern sind das, neben den primären Kopfschmerzen, häufig Bauchschmerzen, Gelenkschmerzen, aber auch wiederkehrende Rückenschmerzen.

Traditionell nennen wir den Schmerz den »bellenden Wachhund der Gesundheit«. Diese Metapher enthält einen kommunikativen und einen beschützenden Aspekt. Stellt sich die Frage, wie man mit einem Wachhund, der einen mit seinem Bellen nervt, umgeht? Wir könnten ihm ein Medikament gegen das Bellen einflößen. Dann kann er aber nicht mehr warnen und ist kein Wachhund mehr. Wer sagt uns dann, wenn Gefahr droht?

Ein Hypochonder würde allerdings den ganzen Tag ängstlich lauschen, ob aus der Hundehütte etwas zu hören ist, und würde darüber vergessen zu leben. Was wir lernen sollten: Der Wachhund ist verlässlich, er schlägt an, wenn Gefahr droht, dann heißt es hinhören. Dazwischen kann man sich in aller Ruhe um seine eigenen Sachen kümmern.

Wenn der Hund sich meldet, könnte der Hundebesitzer auch sagen: »Gut gemacht, danke dir, habe verstanden, du kannst aufhören zu bellen, ich kümmere mich darum.« Dann wird sich der Wachhund in seine Hundehütte zurückziehen.

Genauso kann man auch mit der eigenen Migränebereitschaft zusammenleben. Wenn man selbst gut aufpasst, dass der Körper keinen Anlass hat, die Notbremse zu ziehen, dann hat man seine Ruhe. Aber gleichzeitig weiß man, dass im eigenen Gehirn ein Wahrnehmungsfühler sitzt, der alles mitkriegt und einen Migräneanfall schickt, wenn man nicht selbst achtgibt.

Das ist das ganze Geheimnis!

Sich vorzustellen, dass man einen aufmerksamen Wachhund bei sich hat, der sich bei Gefahr meldet, kann deshalb sehr beruhigend sein. Jetzt muss man nur noch herausfinden, unter welchen Bedingungen er *nicht* bellen muss. Denn das ist der Zustand, den wir anstreben. Zwar bringt sich der Organismus durch die Migräne selbstständig wieder in Ordnung, aber der betroffene Mensch ist bei einem Migräneanfall so sehr beeinträchtigt, dass man lieber nach Wegen suchen sollte, ihn zu vermeiden. Dafür sollte man aber seinen eigenen Organismus selbst gut in Ordnung halten!

Selbstverständlich muss man einen Migräneanfall irgendwie überleben, wenn er erst einmal da ist – und es gibt heute gute Migränemedikamente auch für Kinder, um wenigstens die Schmerzen zu lindern. Ein solcher Anfall ist aber weder für das Kind noch für seinen Körper ein »Spaziergang«. Deshalb wäre es gut, etwas dafür zu tun, dass der Organismus erst gar nicht bzw. nicht zu oft aus dem Gleichgewicht gerät. Wer auf Dauer mit seinem Körper in Freundschaft zusammenleben will, wird versuchen, seinen Körper und damit auch sich selbst so weit wie möglich vor solchen Zusammenbrüchen zu schützen.

Wie das geht, ist das Thema dieses Buches – und die dafür passende Lebensweise gilt für Spannungskopfschmerzen und Migräne gleichermaßen. Dabei behalten wir im Auge, dass sowohl die Migränen als auch die anderen primären Kopfschmerzformen zwar bellende, oft sogar recht bissige, aber dennoch nützliche Wachhunde unserer Gesundheit sind.

Was individuell zur Kopfschmerzvermeidung taugt, dafür ist das Kind selbst zuständig. Eltern und Therapeuten können das Kind anleiten, dafür gute Ideen zu entwickeln – und Lehrer können interessiert und tolerierend zuschauen, wie das funktioniert.

Zunächst jedoch tasten wir uns noch weiter an das Phänomen heran und stellen die naheliegende Frage:

Ist Migräne heilbar?

Ich habe weiter oben gesagt, dass es sich bei der Migräne um eine anfallsartige Funktionsstörung handelt. Sie ist, genauer gesagt, die Folge einer *angeborenen Funktionsstörung des Nervensystems*, also des Gehirns. Das Gehirn bestimmter Menschen bringt eine Bereitschaft – man spricht auch von Disposition – für diese Funktionsstörung bereits mit auf die Welt. In manchen Familien haben mehrere Mitglieder über die Generationen hinweg eine Migränebereitschaft – während andere Mitglieder der gleichen Familie von Anfang an robust sind und nie einen Migräneanfall bekommen werden. Das ist ziemlich unfair. Am schlimmsten ist es für ein Kind, das wiederkehrende Kopfschmerzen und Migräne hat, wenn niemand anderes in der Familie betroffen ist – und deshalb keiner weiß, wie das ist.

Wenn wir nun wissen, dass Menschen mit einer Migränedisposition auf die Welt kommen, die in der Besonderheit ihres Nervensystems liegt, könnte man auf die Idee kommen zu sagen:»Wenn diese Konstitution angeboren ist, kann man außer Symptomlinderung nichts machen.« Diese Ansicht wird noch von manchen Ärzten und

Spezialisten gegenüber Migränepatienten vertreten: Deine Migräne wirst du ein Leben lang haben. Natürlich kann man an seiner individuellen Konstitution nichts ändern – die hat man genau so, wie man blaue oder braune Augen hat. Man könnte die Migränekonstitution auch als angeborenes Handicap bezeichnen – aber dieses Handicap ist grundlegend anders als z. B. X-Beine, angeborene Kurzsichtigkeit, Einarmigkeit oder sonstige bleibende Behinderungen.

Denn die Migräne als Funktionsstörung bedeutet: Sie ist nicht immer da! Das trifft auf die vorher genannten Handicaps nicht zu.

Denn für migränegefährdete Menschen gibt es Zeiten, in denen sie völlig gesund sind. Deshalb ist es nur klug, auf diese Zeiten zu schauen, in denen es ihnen gut geht, wenn sie gar nicht auf die Idee kommen, sie könnten so ein eingebautes Handicap mit sich herumtragen: Es geht darum, die guten Zeiten zu vermehren!

Das Migräne-Hirn

Die angesprochene Konstitution bzw. Veranlagung für Migräne besteht in einer Besonderheit des Nervensystems, die, wenn man sie kennt und gut nützt, nicht nur von Nachteil ist. Vielmehr hat sie auch Vorteile – Migräne-Kinder sind nämlich besondere Menschen. Sie gelten als aktiv, neugierig, aufgeweckt, ehrgeizig, lebenshungrig und kreativ – und sie sind sensibel.

Bevor ich darauf näher eingehe, will ich zuerst die Funktionsweise so eines Migräne-Gehirns beschreiben.

Es ist *reizsensibel*. Ein reizsensibles Nervensystem reagiert auf jede Art von äußeren oder inneren Reizen – also Reizen aus der Umwelt oder den eigenen Gedanken – sensibel, d. h. früher und stärker als beispielsweise das Nervensystem »robuster« Geschwister, das eine höhere Reizschwelle hat und insofern »mehr vertragen« kann. Das sensible Nervensystem des Migränekindes ist *reizoffen*. Eine 14-Jährige sagte in diesem Zusammenhang: »Ich krieg' alles mit! Wenn ich mit meiner Freundin in der Eisdiele sitze und wir uns unterhalten, dann höre ich gleichzeitig, was am Nachbartisch geredet wird, und was die Kellnerin gerade macht, das sehe ich auch.« Diese Kinder kriegen auch in der Schule alles mit!

Wenn aber viele Informationen gleichzeitig aufgenommen werden, dann muss das Gehirn sie irgendwie auch verarbeiten. Kein Wunder, dass es früher oder später an den Rand seiner Kapazitäten gerät und zusammenbricht.

Man bezeichnet die Migräne deshalb auch als *Reizverarbeitungsstörung*. Nicht nur, dass das Gehirn viele Reize gleichzeitig aufnimmt – es reagiert auch so, als seien alle Reize gleich wichtig und neu. So einem Gehirn fehlen die eingebauten Filter – mehr oder weniger –, es muss alles, was hereinkommt, gleich wichtig nehmen. Das ist nun nicht ganz so ausgeprägt wie bei manchen autistischen Gehirnen – wer den Film »Rain Man« mit Dustin Hoffman gesehen hat, weiß, wovon ich spreche: eine so detaillierte Wahrnehmung ist für die Betroffenen ein Fluch. So schlimm ist das bei einem Migräne-Hirn bei Weitem nicht – ein bisschen davon hat es aber schon.

Normalerweise sagt das Gehirn, wenn sich etwas wiederholt: »Kenn ich schon, interessiert mich nicht, ich schalte kurz mal ab, bis wieder etwas Interessantes kommt ...« Das nennt man Habituation. Ein Migräne-Hirn habituiert wenig bis fast gar nicht.

Zwar müssen Kinder sowieso wahrnehmungsoffener und aufmerksamer sein als ältere Menschen, weil für sie die Welt noch viel weniger Gewohntes enthält. Deshalb müssen Kinder die Welt daraufhin absuchen, ob Neues zu sehen oder zu hören ist. Kinder »habituieren« aus diesem Grund viel weniger als Erwachsene.

Dennoch gibt es bei Kindern mit einer Migräneveranlagung schon deutliche Unterschiede zu den robusten Gleichaltrigen hinsichtlich der Nicht-Habituation ihres Nervensystems. Da diese nicht nur Reize aus der Außenwelt betrifft, nützen sich auch die eigenen Erwartungen, Befürchtungen, Vorstellungen nicht ab, sondern sind mit immer gleicher emotionaler Intensität präsent. Der eigene Geburtstag, ein sportlicher Wettkampf, eine Klassenarbeit – alles bleibt so aufregend wie beim ersten Mal. Eigentlich, wenn man es recht betrachtet, ein spannendes Leben!

Aber – oftmals teuer bezahlt.

▶▶ *Franz, ein Junge von 12 Jahren, hatte bisher in seinem Leben noch nicht einen einzigen Heiligabend ohne Migräneanfall erlebt – das heißt: alle Heiligabende im Bett, während die Familie feierte.*
Anderen Kindern geht es mit ihren Geburtstagen oder anderen freudigen Höhepunkten so – was für ein Jammer!
Als er kapiert hatte, was da mit ihm los war, analysierte er seine Situation sorgfältig: Es war die Spannung, die ihn so aufregte, weil er nicht wusste, was er geschenkt bekommen würde. Und dann löste er das Problem elegant und ganz einfach: Er sagte zu seinen Eltern, sie müssten ihm vorher schon verraten, was er geschenkt bekomme – er würde sich trotzdem freuen. Das taten sie. So war seine Aufregung so weit reduziert, dass der Migräneanfall ausblieb. Gewusst wie!

Damit das arme Nervensystem nicht einen Anfall produzieren muss, um sich selbst zu entlasten, ist es also nützlich, ihm zu helfen, im Gleichgewicht zu bleiben. Das gilt ebenfalls bei Spannungkopfschmerzen.

Das Spannungskopfschmerz-Hirn

Wie das Gehirn bei Spannungskopfschmerzen reagiert bzw. wie es dabei funktioniert, weiß man immer noch nicht so genau. Das erscheint zunächst unverständlich, denn Spannungskopfschmerzen sind sehr häufig, fast jeder hatte schon mal mit ihnen zu tun, und so möchte man denken, dass sie gut erforscht wären. Da diese Kopfschmerzart aber so banal daherkommt, schreibt man ihr keinen Krankheitswert zu, sie gerät auch meistens nicht in den diagnostischen Blick eines Arztes oder der Forschung: insofern ist sie eigentlich nicht der Rede wert, ähnlich wie ein banaler Schnupfen. Hinzu kommt, dass sogar die Benennung dieser Kopfschmerzart Probleme macht, weshalb der Name *Spannungskopfschmerz* in *Kopfschmerzen vom Spannungstyp* umbenannt wurde, seit man davon ausgeht, dass auch bei der Migräne häufige Muskelverspannungen im Kopf- und Nackenbereich mitspielen.

Die Besonderheiten der Spannungskopfschmerzen in Abgrenzung zur Migräne wurden schon genannt: schleichender Beginn, beidseitiges Auftreten und Ausbreiten über den ganzen Kopf, Verbesserung durch Bewegung und frische Luft und Ablenkung.

Man geht davon aus, dass sich die nervösen Verarbeitungsprozesse bei Spannungskopfschmerzen eher auf Rückenmarksebene abspielen. Dort findet die hauptsächliche Schmerzhemmung statt, d. h., dort entscheidet es sich, wie viele der hereinkommenden Reize in der Wahrnehmung ankommen. Diese Hemmprozesse, die man auch als Sortiervorgänge beschreiben könnte, sind für eine geordnete Wahrnehmung wichtig, man kann sie auch als Filtersysteme beschreiben. Hier nun findet sich eine ähnliche Schwachstelle des Nervensystems wie bei der Migräne, aber schwerpunktmäßig an anderem Ort. Es fällt auf, dass in der Kindheit sehr oft Mischformen der genannten Kopfschmerzarten auftreten, ja sogar Wechsel zwischen Migräne und Spannungskopfschmerzen stattfinden können. Man könnte den Eindruck haben, dass sich der Organismus bei Kindern und Jugendlichen in seinen Reaktionen noch nicht so festgelegt hat wie später im Erwachsenenalter, wo sehr oft die immer gleichen Reaktionsmuster ablaufen – gewissermaßen eine Gewohnheitsbildung des Organismus.

Aus der Sicht Betroffener ist ein chronischer Spannungskopfschmerz sehr viel belastender als Migräneattacken, denn bei ihnen hat der Mensch jedenfalls zwischendurch mal Ruhe und ist richtig gesund und leistungsfähig. Bei der medikamentösen Behandlung von Migräne und Spannungskopfschmerzen werden unterschiedliche Wirkstoffe eingesetzt, die, wie dargestellt, an unterschiedlichen Wirkorten angreifen.

Bei der psychologischen Behandlung, besonders der Prävention, braucht man auf den Kopfschmerztyp keine Rücksicht zu nehmen, da beide Formen auf eine erhöhte Sensibilität zurückgehen, die selbst nicht verändert werden kann, weil sie eine angeborene Besonderheit des individuellen Nervensystems ist. Deshalb gelten hier die gleichen therapeutischen Regeln.

Ein Unterschied sei aber genannt, der in der Ablaufdynamik begründet ist: Da sich Spannungskopfschmerzen langsam und schleichend entwickeln, kann man im akuten Fall noch eingreifen, kann sich auch ablenken, wenn sie nicht zu stark sind. Bei der Migräne ist das oft nicht möglich, außer man reagiert sehr schnell.

4. Primäre Kopfschmerzen – besonders Migräne

Erwartungserregung und ihre Folgen

Um noch einmal auf Franz in dem oben genannten Beispiel zurückzukommen, so hatte er es mit einer Erwartungs-Erregung zu tun. Erwachsene Frauen sagen oft: Immer wenn ich mich auf etwas sehr freue, wird nichts draus, ich kaufe schon gar keine Konzertkarten mehr. Bei Kindern ist das nicht anders – Vorfreude regt das Nervensystem möglicherweise zu sehr auf.

Was tun? Entspannen? Die Situation immer wieder durchspielen? Sich erst gar nicht freuen?

Negative Erwartungen haben natürlich den gleichen Effekt: Klassenarbeiten, schlechtes Zeugnis, Mobbing und vieles andere dieser Art können im Vorfeld schon zu unerträglicher Spannung führen. Erwartung findet im Kopf statt, reiner Kopf-Stress also. Deswegen sagen wir: »Mach dir doch darüber keinen Kopf!« Dann sagt der Mensch, ein wenig hilflos: »Mach ich doch gar nicht! Das macht mein Kopf doch ganz von selbst!«

Richtig! Es passiert unwillkürlich und fühlt sich so an, als sei es nicht steuerbar. Das stimmt allerdings nicht ganz: Man muss den eigenen Kopf nur anders füttern, damit er gar nicht erst in eine aufgeregte Stimmung, Angst oder Erwartungsstress gerät. Einen Wachhund füttert man mit Würsten, die ihm schmecken, einen Kopf füttert man mit Bildern, die ihm gefallen! Dann nämlich macht er sich gleich ein anderes Bild von der kommenden Situation, und schon ist die Gefahr gebannt.

▶▶ *Letzthin hatte ich zwei sensible neunjährige Zwillingsmädchen bei mir zur Beratung. Die eine hatte Angst, die andere Migräne und Bauchweh – beide wegen derselben Lehrerin. Sie sei streng, unfreundlich und barsch – eben nicht nett, niemals!*
Ich schaute mir auch die Lehrerin an. Sie mochte die Eltern der Mädchen nicht, besonders den Vater, fand ihn überbesorgt und war überhaupt der Meinung, die Zwillinge sollten nicht gemeinsam in einer Klasse sein. Die

Situation war also ein wenig verfahren und nicht durch ein Gespräch aufzulösen. Also gab ich den beiden Mädchen folgenden Rat, der in ähnlichen Situationen (d. h. bei Angst vor statushöheren Personen) schon oft geholfen hat: »Jede nimmt sich ein Blatt Papier und Farbstifte. Setzt euch Rücken an Rücken, sodass ihr nicht sehen könnt, was die Schwester macht.
Und nun malt ihr ein Bild von eurer Lehrerin als ein Tier oder eine andere Gestalt – wie die eben so ist – mit Hut oder Hörnern, mit Federn oder Schwanz ... also: keine Hemmungen!
Und dann heftet ihr die beiden Bilder nebeneinander dort an die Wand, wo ihr einen Blick daraufwerfen könnt, bevor ihr das Haus verlasst, um in die Schule zu gehen, und dabei ruft ihr laut: »Hallo! Ich komme!«
Nach nur zwei, drei Wochen rief mich der Vater an und sagte: »Es ist schon viel besser geworden – wieso, weiß ich nicht.«
Ich aber schon: Die beiden Mädchen mussten jeden Morgen lachen, wenn sie ihre Lehrerin sahen, und lächelten auch während des Unterrichts häufiger vor sich hin – allerdings aus einem anderen Grund, als die Lehrerin annahm. Sie jedenfalls sagte, als ich nachfragte, es sei jetzt alles viel entspannter, die Mädchen seien ausgesprochen fröhlich, der Vater sei auch nicht mehr aufgetaucht, und sie nehme an, dass sich die Symptomatik gebessert habe.
Hatte sie.

An dieser Geschichte kann man sehr gut sehen, dass die Interpretationen des Geschehens, die ja auch im Kopf stattfinden, wieder einmal wirkungsmächtiger sind als die »eigentliche« Realität. Das führt mich noch mal zurück zur Erwartungsangst und zum Mobbing.

Die Angst des möglichen Opfers reizt den Täter oder die Täterin. Und so entsteht eine Erwartungs- und Erfüllungsspirale, der manchmal schwer zu entkommen ist, zumindest scheint es so.

DAZU EIN PAAR TIPPS FÜR BETROFFENE:
Falls du ein Kind oder Jugendlicher bist, der oder die schon morgens darüber nachdenkt, wie du Angriffen, die in der Schule oder anderswo

auf dich lauern, entgehen könntest, habe ich ein paar gute Tipps für dich. Wenn du schon weißt, dass da Leute unterwegs sind, die sich jemanden – dich vielleicht – zum Mobben ausgucken, dann brauchst du etwas Mut. Der Mut sollte aber zu Hause oder dort, wo du dich sicher fühlst, erprobt werden, und zwar in deiner Vorstellung. Also, stell dir vor, dass dir ganz bestimmt wieder jemand auflauert, den (oder die) du schon kennst. Da graut es dir schon!? Das ist echt zum Weglaufen – weglaufen ist keine schlechte Idee: Wenn es möglich ist, krieg rechtzeitig die Kurve. Vielleicht willst du das aber auch gar nicht – dann bleib stehen oder geh hin. Schau dem Feind mitten ins Gesicht, vielleicht sogar in die Augen, und denk dir: »Nun bin ich aber mal gespannt, was dieser Blödmann sich heute wieder für mich ausgedacht hat. Na los, sag es! Ich höre!« Das sollst du aber nur denken, nicht sagen. Wenn der andere tatsächlich was sagt: Lass dich nicht provozieren. Denk dir einfach: »Mein Gott, wie kann man nur so eine Dummbacke sein. Der hat's offenbar nötig.«

Und dann wartest du noch zwei Sekunden und dann sagst du: »soso« oder »aha« oder »wie noch mal? ein bisschen lauter!«

Dabei achte darauf, dass Mobbing immer öffentlich, also vor anderen Leuten oder Mitschülern, stattfinden sollte, damit auch alle mitkriegen, was für ein A... das da ist.

▶▶ Das beste Beispiel zum Thema Mobbing

An dieser Stelle muss ich nun doch wieder einmal die ultimative Mobbing-Geschichte erzählen, die aus der Arbeit von Bernhard Trenkle stammt und so gut ist, dass man sie – in je passender Variante – nur zur Nachahmung empfehlen kann:

Bernhard Trenkle ist, neben vielem, was er sonst noch kann, ein Spezialist für Stotterer-Therapie. Da war einmal ein kleines Mädchen bei ihm, das Annette hieß und stotterte. Nach kurzer Zeit bei Bernhard stotterte sie nicht mehr – außer wenn sie ganz arg aufgeregt war – das ist bei allen so, die einmal gestottert haben. Als sie nun ein bisschen älter und in der Pubertät ein bisschen dicker geworden war, merkten ein paar Jungs aus der Parallelklasse, wie man sie ärgern konnte. Fast jedes Mal in der großen

Pause bauten sich die drei Kerle vor Annette auf, grinsten sie hämisch an und sagten: »*Da ist sie ja, unsere dicke, fette Annanettettette.*«
Es dauerte nicht lang, bis Annette wieder häufiger stottern musste, und deshalb ging sie klugerweise noch einmal zu Bernhard Trenkle. Der beriet sich mit seinen Kollegen und Praktikantinnen und dann mit Annette selbst und sagte zu ihr: »*Pass auf! Ich erzähl dir mal eine Geschichte: Als Milton Erickson – das ist der geniale Psychotherapeut, den wir Hypnotherapeuten am allermeisten verehren – eines Abends aus seinem Institut auf die Straße trat, rannte er unversehens in einen Mann hinein, der da gerade vorbeilief.*
Und, statt sich bei ihm zu entschuldigen, machte Milton Erickson etwas völlig Unerwartetes: Er schaute auf seine Armbanduhr und sagte, voll Erstaunen: ›*Naja, es ist ja auch schon Mittag.*‹ *Dann ging er weiter. Nach etwa 100 Metern drehte er sich um und sah, dass der Mann immer noch an der gleichen Stelle stand, auf seine eigene Uhr schaute und nachdachte – denn es war in Wirklichkeit schon später Abend.*
Bernhard sagte zu Annette: »*So was Ähnliches musst du dir für die drei Jungs ausdenken: dass sie einfach nur dumm dastehen und nicht wissen, wie sie reagieren sollen. Denk dir eine Überraschung für sie aus, die für Verwirrung sorgt.*«
Es wurde eine Weile hin und her überlegt, und am Ende kam folgender Plan heraus: Annette würde sich in ihre Jeanshosentasche zwei Bonbons einstecken, die sie immer bei sich tragen sollte, wo sie den dreien begegnen könnte. Und dann sollte sie darauf lauern, wann die wieder ihr freches Maul aufmachen würden. Also, besonders in den Schulpausen. Sobald die Jungs mit ihrem üblichen dummen Spruch fertig waren, würde sie auf sie zugehen, ihre Bonbons aus der Tasche ziehen und sie an zwei der Jungs verteilen, während sie sagen würde: »*Mehr gibt's heute nicht!*«
Dann sollte sie sich umdrehen und weggehen, um sich nach etwa 20 Metern umzudrehen und zu schauen, wie dumm die Kerle aus der Wäsche guckten.
Nun dürfen die Leser raten, was passierte. Es passierte nichts! Die drei haben nie wieder den Mund aufbekommen. Und das war zu erwarten.

Denn, wie oben schon gesagt: Dem Feind mit Interesse ins Gesicht zu schauen und zu denken: Na, komm schon! Führt (fast) unweigerlich bei diesem zu einer Beißhemmung.

Fällt Ihnen an dieser Geschichte etwas auf? Die Vorbereitung findet im Kopf statt, in der Vorstellung. Die Veränderung liegt in der Einstellung, die wiederum verändert die Erwartung und das ganze innere Milieu: statt Angst und Anspannung – Neugierde und Humor. Und Mut! Wir werden sehen, dass diese Kinder, die mit einem sensiblen Nervensystem ausgestattet und deshalb oft vorsichtig, höflich und ein wenig ängstlich sind, sich mit der Zeit zu mutigen Menschen entwickeln. Denn, wie ich immer sage: Die mutigen Leute haben vorher Angst gehabt – ohne Angst wirst du nicht mutig.

Sensibilität – eine Schwäche oder eine Stärke?

Wenn man die Migräne vermeiden will, dann kommt es darauf an, rechtzeitig zu merken, wann es mal wieder so weit ist. Das erfordert eine gewisse Aufmerksamkeit und Sensibilität. Beides haben Kopfschmerzkinder von ihrem Naturell her sowieso – allerdings leider für alles andere, außer für sich selbst. Ihre Aufmerksamkeit ist auf die Welt da draußen gerichtet. Antennen nach innen, um zu merken, wie es ihnen selbst geht, haben sie nicht. Im Vergleich zu ihren »robusten« Geschwistern sind sie häufig wacher, nervöser, unkonzentrierter und – wie ihr Gehirn eben so tickt – reizempfindlicher. Sie reagieren auf Störungen jeglicher Art empfindsam, manche sagen auch »empfindlich«, was sie durchaus in eine schwierige Position bringen kann. Ihnen gehen Streit, Ärger, insbesondere aber Ungerechtigkeiten unter die Haut. Besonders Jungen können es nicht leiden, wenn sie als »Sensibelchen« angesehen werden, möglicherweise noch in einer Gruppe von Rabauken, die alle den »Macho« herauskehren. Wenn so ein Junge auch noch eine Migräne-Mutter, -Tante oder -Oma hat, ist es für ihn fast schon beschämend, auch Migräne zu haben. Empfindsamkeit ist für ihn dann eher eine Schwäche, und er könnte versucht sein, diese »Schwäche« zu überspielen, um ebenfalls als robust und psychisch unempfindlich zu gelten. Da ist es dann besonders schwierig, sensibel auf die eigene Befindlichkeit zu achten und rechtzeitig mit Rückzug zu reagieren.

▶▶ *Max, der 13-jährige Sohn einer Kopfschmerzmutter und eines robusten Vaters, hatte massive Migräneanfälle, fast ausschließlich abends. Sein Vater stand dem ganzen Geschehen, das sich an mehreren Abenden in der Woche vor ihm abspielte, verständnislos und hilflos gegenüber. Er konnte sich nur hinter bzw. vor dem Fernseher verschanzen, wenn sein Sohn erbrechen musste und in seinem Zimmer verschwand, während seine Frau völlig absorbiert war in der Sorge um den Sohn – ein Elend, das sie gut nachfühlen konnte. Denn ihr erging es ebenso, allerdings eher tagsüber, wenn keiner oder nur Max zu Hause war. Unsere Beratung hatte zum Ziel, Max' Autonomie gegenüber seiner Mutter zu stärken, ihr zu signalisieren, dass sie aufhören durfte, ihn zu bemuttern, wenn es ihm schlecht ging. Er kam dann nämlich besser allein zurecht und wollte niemanden um sich haben. Seine Mutter hatte große Mühe damit, ihn ein wenig aus den Augen zu lassen, weil er schon als Baby mit Neurodermitis und später mit Asthmaanfällen ihre Fürsorge durchaus benötigt hatte. Sie fühlte immer noch das Bedürfnis, fast ständig nach ihm zu schauen.*
Ein »Bitte-nicht-stören-Schild« an seiner Zimmertür signalisierte ihr nun: »Ich komme allein zurecht.«
In sehr kurzer Zeit kam Max aber auch irgendwie zu sich selbst: Er wurde stolz darauf, sensibler zu sein als sein Vater, Einfühlungsvermögen zu besitzen gegenüber den Problemen seiner Freunde und es gut zu finden, dass er auf dem besten Weg war, ein »sensibler Mann« zu werden, sozusagen etwas ganz Neues, was es in seiner Familie bisher noch nicht gegeben hatte.
Und was natürlich, nebenbei bemerkt, sein Vater für total unmännlich hielt.

Schwierig ist es für das sensible Kind besonders dann, wenn die robusten Familienmitglieder den Ton angeben oder, noch schlimmer, es dazu erziehen wollen, auch robust zu werden. Wenn dann auch noch ein robuster Vater oder eine ebensolche Mutter oder Lehrerin öfter einmal sagt: »Stell dich doch nicht so an, die anderen tun dies oder das doch auch, das ist doch ganz normal, da braucht man doch keine Angst zu haben, usw.«, dann wird dieses Kind vielleicht versuchen, *gegen* sein Naturell zu leben – und damit scheitern. Es rächt sich immer, wenn man sich verbiegen lässt. Konträr zum eigenen Naturell zu leben, kann so viel inneren Druck und Stress erzeugen, dass die Kopfschmerzen immer häufiger und stärker werden, die Störungsempfindlichkeit noch zunimmt und das Kind zunehmend in psychische Not bringt – wie es immer geschieht, wenn jemand nicht sein darf, wie er oder sie nun mal ist.

▶▶ *Ich erinnere mich an eine Familie mit drei Jungen, von denen einer starke und häufige Migräneanfälle hatte und deshalb zu uns in die Gruppentherapie geschickt wurde. Jos war der Jüngste, 12 Jahre alt. Er hatte einen sehr robusten 15-jährigen Bruder, mit dem er nachmittags Wrestling üben musste, weil der es darin zu etwas bringen wollte. Der große 17-jährige Bruder war sichtbar aus der Art geschlagen. Während die ganze Familie, Vater, Mutter und die beiden Jüngeren gut genährt, d. h. ein bisschen dick, sehr vital, rotbackig und lebhaft waren, war der älteste Sohn bleich und dünn, trug ein schwarzes Jackett und auch sonst lauter schwarze Sachen, gab sich zurückgezogen und gewissermaßen als »Privatgelehrter«. Er hatte es hinbekommen, sich an den vielfältigen Aktivitäten der Familie nicht beteiligen zu müssen. Dieser erstgeborene Sohn hatte ganz früher auch mal für kurze Zeit Kopfschmerzen gehabt – man konnte sich schon kaum mehr daran erinnern –, war dann aber in der frühen Pubertät ins Dachgeschoß umgezogen und für das aktive Familienleben verlorengegangen; zum großen Leidwesen der Eltern sang er nicht einmal mehr im Kirchenchor. Sie waren aber immerhin noch zu viert. Der Kleine, unser Patient, verhielt sich von der ersten Therapiesitzung an eigenartig: Er wickelte sich in ein paar Decken ein, da sah er aus wie ein verpupptes Insekt, und hatte nur ein einziges Ohr draußen, weil er irgendwie doch mitkriegen wollte, was da gerade lief. Nach den eineinhalb Stunden wickelte es sich wieder aus, sah aus wie ein rosiges Baby, hatte sicher auch manchmal geschlafen und hatte fortan keine Migräne mehr. Allerdings nur die ca. 5 Monate lang, bis der Kopfschmerzkurs zu Ende war. Die Mutter war verzweifelt, rannte mit ihm hierhin und dorthin, bis nach Kiel und wieder zurück, fand auch einen – allerdings verhaltenstherapeutischen – Kopfschmerzkurs für Jos, alles ohne Erfolg. Wir versuchten ihr zu erklären, dass Nichtstun des Rätsels Lösung wäre, und zwar in einer Umgebung von Geborgenheit, wo keiner etwas von Jos verlangt. Sie konnte es nicht verstehen, denn eine »gute Familie« definiert sich doch darüber, dass man viel miteinander unternimmt und teilt. Jos aber war ein sensibles Kind, das brauchte Stille, Ruhe, Rückzug, Wärme und vielleicht ein bisschen leise Musik und freundliche Stimmen um sich herum.*

Wenn man sich einmal bewusst macht, dass eineinhalb Stunden pro Woche ausreichten, ihm diesen (unbewussten) Wunsch zu erfüllen, und seiner Migräne genügten, ihn in Ruhe zu lassen, dann haben wir etwas gelernt: Kinder halten viel aus – aber sie müssen von dem, was sie dringend brauchen, wenigstens ein bisschen bekommen.

Allerdings sollten wir uns nicht einbilden, wir wüssten, was ein Kind braucht. Auch das Kind »weiß« es nicht. Wenn wir ihm erlauben, zu suchen und sich etwas (heraus)zunehmen, können wir uns fast immer darauf verlassen, dass es schon etwas für sich finden wird.

Für eine Familie ist es immer ein guter Rat, einmal zu schauen, wie unterschiedlich ihre verschiedenen Mitglieder sind, und sie auch so sein zu lassen, sie so zu nehmen und zu würdigen.

▶▶ *Stephanies Mutter, ebenso wie ihre Tochter von Migräne geplagt, sagte eines Tages: »Ich habe jetzt erkannt, dass es in unserer Familie einfach zwei verschiedene Arten von Menschen gibt: mein Mann und die Kleine sind ungeniert und dickfellig – das hat seine Vorteile. Und Stepha-*

nie und ich sind dünnhäutig und sensibel – das hat auch seine Vorteile, aber für andere Sachen. Bisher dachte ich immer, Stephanie und ich sollten uns eher bemühen, so zu sein wie die beiden anderen, und uns anpassen. Das denke ich jetzt nicht mehr. So eine Mischung wie bei uns macht eine Familie richtig stark.«

Wenn die Kopfschmerzen da sind und wenn auch das Kind in seinem ganzen Elend da und sichtbar ist – meistens sind sie das nicht, weil sich das Kind zusammen mit seinem Schmerz davonmacht, sich wegräumt in sein Zimmer hinter verschlossene Türen und zugezogene Vorhänge – wenn also die Kopfschmerzen für die Umgebung deutlich zutage treten und Beachtung und Zuwendung verlangen, dann dreht sich bald alles darum, was man gegen die Kopfschmerzen machen könnte. Denn den Schmerz bei anderen auszuhalten, ist sehr schwierig, weil die implizite Appellfunktion des Schmerzes natürlich auch die nächsten Angehörigen erreicht. Dann kann es passieren, dass das Kind, wenn es gerade mal gesund ist, kaum mehr beachtet wird, weil es ja sonst schon so viel Aufmerksamkeit erhält. Dabei kann ein negativer Kreislauf entstehen, der dazu führt, dass ein Kind, das gerade wegen seiner Sensibilität mehr Bezogenheit und Rücksichtnahme bräuchte, gar nicht mehr in seiner Besonderheit gesehen wird und Kopfschmerzen bekommen *muss*, um wahrgenommen zu werden. Eine gute Einstellung dazu wäre, das empfindsame Kind als Familienressource genau so zu würdigen wie das robuste oder das schöne, das vorwitzige, kluge, verschlafene oder pfiffige Kind und die verschiedenen Charaktere unterschiedlich zu behandeln. Gleichbehandlung ist für unterschiedliche Leute nicht gerecht, sondern unfair.

Sei schneller als deine Kopfschmerzen!

Was macht man, wenn man merkt, dass sich im Kopf oder im Bauch etwas zusammenbraut? Dann sollte man schnell reagieren, solang noch Zeit dafür ist, und sich sofort zurückziehen. Wenn die Kopfschmerzen erst einmal da sind, dann fordern sie etwas, was jeder Mensch und auch schon jedes Kind sofort versteht: Reizabschirmung und Rückzug. Die Migräne fordert dazu auf, die Tür zu schließen, die Vorhänge zuzuziehen, alle Geräusche draußen zu lassen, das Licht zu dämpfen – um dem Gehirn die »Auszeit« zu geben, die es braucht. Bei Spannungskopfschmerzen ist auch ein Spaziergang an der frischen Luft etwas Gutes – aber ohne Gespräche und Trubel. Der Organismus erzwingt geradezu Rückzug und Ruhe. Muss man sich immer zwingen lassen? Könnten wir nicht rechtzeitig merken, wann es zu viel wird, und dem Bedürfnis unseres Körpers entgegenkommen? Schließlich leben wir doch schon lange Jahre und auf engem Raum zusammen. Da sollte man sich doch kennen!

Wenn man es rechtzeitig merkt, dass die Migräne naht, kann man sich Zeit lassen. Wenn nicht, muss man schneller sein als die Migräne. Das hängt von der Zeitdynamik der Anfälle ab, die aber bei jeder Person individuell typisch sind, allerdings nicht immer, und über die Zeit hinweg können sie sich natürlich erheblich verändern. Kinder kennen den typischen Ablauf ihrer Migräne meist gut, und man sollte sie genau danach fragen: Wie fängt es an, wie geht es weiter, was machst du dann, was würde dir helfen? Nicht ganz so eilig ist das bei heranschleichenden Kopfschmerzen – da hat man mehr Zeit, sich aus der druckvollen Situation herauszunehmen.

Kinder wissen auch, welches Medikament ihnen hilft, oft ist es Aspirin oder Paracetamol, eines von beiden. Sie wissen auch, ob sie eine Tablette brauchen oder eher nicht. Sie sollten wissen, dass sie ein Medikament, wenn überhaupt, dann frühzeitig einnehmen sollten, wenn Kopfschmerzen im Anmarsch sind – das gilt ganz besonders für die Migräne. Und möglichst immer was dabeihaben – für alle Fälle. Man kann Kindern zutrauen, dass sie Schmerzmittel nicht übermäßig und leichtfertig einnehmen. Also, nicht zu lang abwarten.

▶▶ *Ein kleines Mädchen, noch in der Grundschule, merkte es eigentlich gar nicht, wenn sich ihre Migräne an sie heranschlich. Bis sie da war, dann wurde ihr spontan schlecht und sie musste erbrechen. Das geschah besonders morgens in der Schule – dann konnte sie nur aufspringen, hinausrennen, sich ins Klo übergeben –, danach dauerte es ein paar Minuten, und es ging ihr wieder besser und wenn sie Glück hatte, bekam sie nicht einmal Kopfschmerzen. Wenn sie ins Klassenzimmer zurückkam, musste sie sich jedesmal eine heftige Schelte der Lehrerin und Gelächter der Klasse anhören, die dachten, sie hätte nur schnell pinkeln müssen.*

Sie war dann nicht in der Verfassung zu erklären, was los war, weil sie auch nicht so recht verstehen konnte, dass das soeben der abrupte Beginn eines Migräneanfalls gewesen war. Sie wusste nicht einmal, dass das Erbrechen und die späteren Kopfschmerzen unmittelbar etwas miteinander zu tun hatten. Sie merkte aber sehr wohl, dass sie dann immer das dringende Bedürfnis hatte, heimzugehen und sich hinzulegen oder wenigstens die Augen zuzumachen.

Was macht man, wenn man zwar was merkt, aber nicht schnell genug entweichen kann?

Als Erstes haben wir ihr empfohlen, gleich beim nächsten Mal eine Minute länger sitzen zu bleiben, auf ihr Pult zu erbrechen, danach ihre Sachen zu nehmen und – langsam – hinaus und nach Hause zu gehen. Wir dachten uns: Wenn diese Lehrerin einmal das Erbrochene aufputzen müsste, dann würde sie vielleicht auch einmal nachfragen, was denn da los sei.

▶▶ *Eine schöne Variante dieser Dynamik »sei schneller als deine Migräne« entstand in einer Migräne-Gruppe für 7 Kinder und dazu je einen Elternteil oder nahen Verwandten, der ebenfalls Migräne haben sollte. Die Kinder saßen mit mir zusammen im Innenkreis, die 4 Mütter, 1 Tante und 2 Väter außen herum – sie durften zuhören, sich aber nicht einmischen.*

Nach der vierten Sitzung kam eine Mutter zu mir und sagte: »Ich hab schon so viel gelernt und einiges geändert.« Da war ich natürlich gespannt. Sie war Grundschullehrerin in einer dritten Klasse mit mehreren »sen-

siblen« Kindern, darunter zwei Migräne-Kinder. *Sie hatte mittlerweile von zu Hause ein altes Sofa mitgebracht, hinten in ihrem Schulraum aufgestellt und zu ihrer Klasse gesagt:* »Wenn jemand von euch merkt, dass es anfängt (!), ihm schlecht zu gehen, dann steht er oder sie einfach auf und legt sich ein bisschen hin. Ihr könnt auch die Augen zumachen – da kann man ja immer noch zuhören.« *Sie sagte:* »In manchen Stunden liegen da gleich drei, aber nie sehr lang, dann setzen sie sich wieder hin, und ich habe den Eindruck, dass die Fehlzeiten schon weniger geworden sind.«
Bravo!

Übrigens will ich dazu sagen, dass Migräne-Kurse in Gruppen eine hervorragende Beratungsform sind. Und wenn man dann noch die Eltern in der Nähe hat, die auf diese Weise etwas über ihr Kind mitbekommen, dann hat das wunderbare Effekte. Ich muss aber zugeben, dass in dieser Gruppe, die 7 Sitzungen in 14-tägigem Abstand umfasste, letztendlich doch die Eltern auch noch einen eigenen »Elternabend« haben wollten, um ihre eigenen Probleme zu erörtern, denn sie alle hatten ja auch Migräne.

Schutz und Sicherheit braucht das Kind

Nun gibt es leider nicht in jedem Klassenzimmer ein Sofa für eine kurze Auszeit. Aber, dem Schulalltag für eine kleine Weile zu »entkommen«, ohne sichtbar wegzugehen, ist eine Kunst, die leicht zu erlernen ist, wenn man sich nur traut. Traut man sich nicht, sorgt schon der Körper oder der Kopf – der ja auch ein Körperteil ist – dafür, dass man muss. Es gibt da ganz seltsame Varianten von »Ich bin dann mal weg«: Ein 12-Jähriger, den ich gut kenne, schlief einfach ein. Man unterstellte ihm Absicht, was aber dumm war. Er ging nämlich nicht in die Schule, um dort zu schlafen. Außerhalb der Schule, insbesondere wenn das Leben interessant war und schon gar beim Sport, schlief er nämlich nicht. Ich kenne auch ein Mädchen, das immer wieder »umfiel«, auch nicht absichtlich, sondern unwillkürlich, auch meistens in der Schule, wenn es ihr irgendwie zu viel wurde – was sie aber selbst nicht gemerkt hat – ihr Körper aber schon. Also: Lieber freiwillig weg sein! Und möglichst unauffällig.

Jeder Lehrer kennt das Phänomen, dass immer mal eines der Kinder mit einem Trance-Blick aus dem Fenster schaut und träumt. Ich würde dann gerne sagen: »Psst! Nicht stören!« Stattdessen sagt der Lehrer zu diesem Kind: »Wo bist du denn gerade? Wie viel ist 236 mal 6?« Großes Erschrecken und danach die Überzeugung: Du sollst nicht träumen.

Das ist eine fatale Lehre.

Letzthin kam eine Mutter mit ihrem 11-jährigen Sohn zu mir und sagte zuallererst: »Die Lehrerin sagt: Fabian träumt zu viel.« Und ich sagte zuallererst: »Nicht aufhören zu träumen.«

Denn das sind im Schulalltag die kleinen Oasen von Erholung. Fabian war kein Kopfschmerz-Kind und hatte genügend eingebaute Filter, d. h., sein Gehirn schaltete bei Überlastung rechtzeitig und von selbst in den Erholungsmodus um. Da hat er Glück mit seiner Konstitution.

Kopfschmerzkinder brauchen, weil sie zu wenig »Vorhänge« im Gehirn haben, willkürliche Strategien, und da hat sich die Imaginationsübung »Der Regenschirm« bestens bewährt. Diese Geschichte sollte man einmal mit geschlossenen Augen anhören – also vielleicht dem Kind vorlesen oder erzählen –, denn dann ist sie ganz schnell wieder da, wenn sie gebraucht wird.

ÜBUNG ZUM VORLESEN: DER REGENSCHIRM

Stell dir in deiner Fantasie einen schönen großen Regenschirm vor. Einen bunten Regenschirm. Nimm ihn in die Hand und fühle mal, wie sich sein Griff anfühlt. Ist er glatt oder rau? Aus welchem Material ist der Griff?

Und nun spanne deinen großen bunten Regenschirm langsam auf und halte ihn über dich .... Er ist so groß, dass er dich von allen Seiten beschirmt und du bequem darunter Platz hast – und weil er dich ganz bedeckt, bist du unsichtbar für alle, die da draußen sind.

Und schau mal von unten her in sein Dach, schau dir seine Farben an und seine Muster, und du wirst merken, dass das Licht zart und schimmernd und weich und farbig ist. Ganz angenehm.

Und alle Geräusche, die da draußen sind, klingen ganz leise und gedämpft und perlen vom Dach deines Regenschirmes ab, wie ein leichter Landregen.

Wie fühlt es sich an, so sicher und geschützt unter einem großen, bunten Regenschirm zu sitzen?

Du wirst merken, dass dieser Schirm magische Kräfte hat. ... Er hält störende und garstige Worte, kritische Blicke und andere unangenehme Übergriffe von dir ab, sodass sie dich nicht erreichen und dich nicht treffen können, wo du verletzlich bist. Er bietet dir Schutz und Rückzug.

Du kannst dir jetzt auch mal eine störende oder nervige Situation oder so eine Person vorstellen und gleich mal ausprobieren, wie das funktioniert. Lass diese Situation vor deinem inneren Auge ablaufen, während du ganz sicher und gut geschützt unter deinem magischen Regenschirm sitzt ... und du kannst spüren, dass alles draußen bleibt und von dem Dach deines Regenschirmes abprallt, wie die Regentropfen vom Regenschirm.

Pause

Wann immer du in Zukunft einen Platz suchst, an den du dich zurückziehen kannst, um geschützt und für dich allein zu sein, brauchst du nur deinen Regenschirm aufzuspannen und dich darunterzusetzen.

Und dann vergiss nicht, ihn wieder zuzumachen – sonst kriegst du ja nicht mit, was in der Schule oder dort, wo du gerade bist, los ist. Und merk dir, wo du ihn schnell wiederfinden kannst, wenn du ihn brauchst.

(Dieses Regenschirm-Bild ist eine therapeutische Modifikation einer ursprünglich von Klaus Vopel stammenden Geschichte in: Der fliegende Teppich, Bd. 2, 1995, S. 105.)

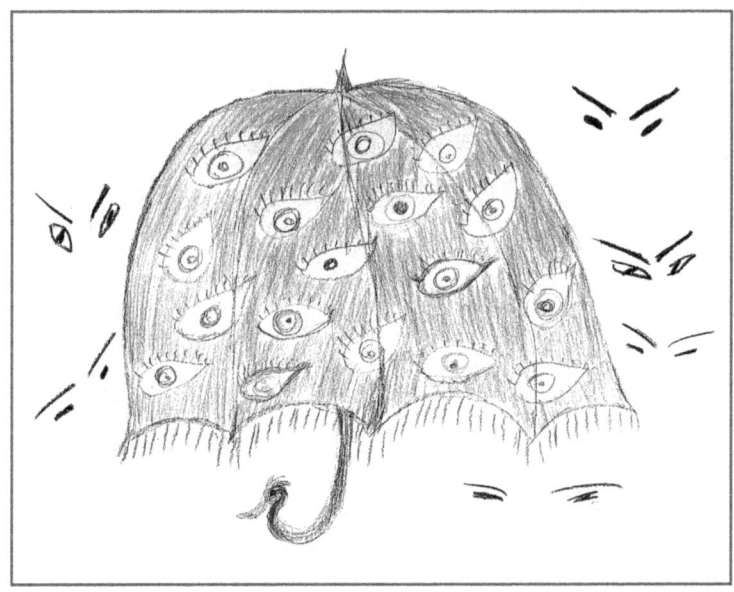

Es gibt diverse andere Situationen, in denen man sich schützen möchte oder muss. Der Regenschirm eignet sich gut dafür, sich für eine kleine Weile zurückzuziehen, nicht alles mitkriegen zu müssen und einfach mal nicht da zu sein. Der Regenschirm ist unauffällig und als kurzfristige Schutzstrategie gut zu gebrauchen.

Für jede Gelegenheit die passende Strategie auf Lager zu haben, bzw. nicht auf Lager, sondern in der Tasche, aus der man sie schnell herausziehen kann, das ist der Trick. Wie schon besprochen, sind Kopfschmerzkinder oft auch dünnhäutig und leicht gekränkt. Weil sie alles um sich herum mitbekommen, beziehen sie vieles auf sich, z. B. doofes Gelächter, dumme Sprüche, hämische Gesten – auch wenn sie vielleicht gar nicht gemeint sind. Die anderen, es gibt immer ein paar andere, kriegen das natürlich spitz, und schon ist das Mobbing-Opfer ausgeguckt.

Da ist die *Mantel-Übung* ein probates Gegenmittel – und nicht nur dafür, wie wir gleich sehen werden.

Die wichtigste Gegend im Körper, wenn es um Schutz und Sicherheit geht, ist die Vorderseite, also die Brust vom Hals abwärts, sowie Magen und Bauch. Nicht von ungefähr haben dort alle psychosomatischen Beschwerden ihren Ausgangsort.

Wenn man sich einen Krieger vorstellt – so was gibt es schon lang nicht mehr, da muss man sich einen Film ansehen, der im Römischen Reich oder bei den alten Germanen spielt –, so sieht man, dass dieser Mensch seinen Schild genau dort vor sich hält. Er muss natürlich oben drüber schauen, um den Feind zu sehen, er muss sich bewegen können, um sich zu verteidigen, aber auch, um rechtzeitig wegzulaufen.

Das Weglaufen gilt in Kriegszeiten als feige, was man schon mal bezweifeln kann. Wir möchten uns gern das Klassenzimmer und den Schulhof nicht als Kriegsschauplatz vorstellen, sonst könnten wir ja nicht unsere Kinder guten Gewissens täglich dort abliefern – aber auch dort gibt es – zumindest unter den Jungs – den Vorwurf der Feigheit, wenn einer seinen Feinden ausweicht. Stell dich – und kämpfe!

Da ist der Mantel eine gute Strategie – und zwar zum Ausweichen und Nicht-kämpfen-Müssen. Und das geht so:

ÜBUNG ZUM VORLESEN: DER MANTEL

Wenn du dein Zuhause verlässt, dann denk daran: Hülle dich, bevor du aus der Tür nach draußen gehst – in deiner Vorstellung –, in einen weiten dunklen Mantel oder ein großes dunkles Tuch. Und schließe den Mantel vor deiner Brust so, dass er dich ganz umhüllt. Vom Hals bis hinunter zu den Oberschenkeln. Pass auf, dass der Mantel so weit ist, dass du viel Platz darin hast zum Atmen und zum Bewegen. Man sagt, das dicke Fell eines großen Bären sei so weit, dass er sich einmal darin herumdrehen könnte. Oben schaut dein Kopf heraus. Du kannst deinen

Mantel auch zuknöpfen bis an die Nase – dann wirkst du »zugeknöpft«. Aber die Augen müssen herausschauen und alles sehen, was wichtig ist. Auch die Ohren sind offen. Mit so einem Mantel bist du optimal geschützt und ausgerüstet, und du wirst sehen: Es dringt nichts hindurch, es kann dich nichts erreichen. Und noch ein Vorteil: Du fällst mit so einem Mantel nicht gleich auf. Um richtig unsichtbar zu sein, musst du aber noch die Kapuze über den Kopf ziehen. Und wenn du siehst, dass da wieder mal irgendein unangenehmer Mensch auf dich zukommt, dann dreh unauffällig die Kurve und geh wie unabsichtlich in eine andere Richtung. Mach ruhig mal einen Umweg!

In deinem Mantel bist du zu Hause, da bleibst du ganz bei dir, da bleibt deine Energie drin und verfügbar – und wenn du dich irgendwo so richtig gut und sicher fühlst, dann kannst du den Mantel ja mal aufmachen und ausziehen und über die Stuhllehne hängen. Vergiss nicht, ihn wieder anzuziehen – wer weiß, wer dir heute noch begegnet!

....

Dieser vorgestellte Mantel hat schon vielen geholfen, wenn es darum ging, im Hintergrund zu bleiben, nicht gesehen zu werden, sich in der Menge geborgen und geschützt zu fühlen und erst einmal abzuwarten und aus einer gewissen Distanz zu beobachten, was da gerade los ist. Wenn du aber gesehen oder gehört werden willst, wenn du zum Beispiel ein Referat hältst, ein Lied oder Musikstück vorträgst oder auch einfach nur mal deine Meinung sagen willst, dann macht es wenig Sinn, wenn du dich verhüllst! Dann musst du den Mantel weit öffnen, hervortreten, deine ganze Präsenz entfalten und – wieder in deiner Vorstellung! – sagen: schaut her – hier bin ich! Also flexibel sein, gerade so, wie es die Situation erfordert. Besonders aber, wenn du möchtest, dass jemand auf dich zugeht, wenn du jemanden zu dir herlocken willst, dann breite – innerlich – deine Arme weit aus und öffne dein Herz für ihn oder sie.

Sorgen, Wut und Aggressionen – wohin damit?

Wenn wir gesagt haben, dass Kopfschmerzkinder sensibel und vorsichtig sind – manchmal ein bisschen ängstlich –, dann liegt es nahe, dass sie gern ein harmonisches Miteinander haben, nachgiebig sind gegenüber Forderungen anderer und wohl angepasst an das soziale Umfeld, zu dem sie gehören. Sie leiden, wenn es unharmonisch zugeht, reagieren mit Kopfweh – denn dann ist es erlaubt, sich zurückzuziehen und aus dem Feld zu gehen. Wenn wir die Kinder gefragt haben:»Was machst du, wenn du dich mal richtig ärgerst?«, dann bekamen viele von ihnen einen peinlich berührten Gesichtsausdruck, zuckten mit den Schultern und sagten:»Dann geh ich in mein Zimmer.« Und wenn wir fragten:»Und was machst du dort?« – »Musik hören, irgendwas machen oder lesen …«, was so viel heißt wie: Nur weg hier und raus aus den Turbulenzen. Wir sagten dann:»Ja, knallst du dann wenigstens die Türen zu?« Zaghaftes Kopfschütteln und Schulterzucken als Antwort.

Eine Mutter lachte in dieser Situation und sagte:»Meine Mutter, deine Oma, hat mich letzthin gefragt, was ich denn früher immer in ihrem Schlafzimmer gemacht hätte, wenn ich wütend davongelaufen sei. Ich sagte ihr: ›Ich hab einen Kleiderbügel aus deinem Kleiderschrank genommen und auf dein Kopfkissen eingedroschen.‹ Da mussten wir alle lachen, und die kleine Tochter war verwundert.«

Ärger und Wut – hin und wieder – sind etwas Normales. Hätten wir gedacht, dass wir das mit unserer ganzen therapeutischen Autorität aussprechen müssen? Wenn ein Kind das erst einmal akzeptiert hat, dann können wir hinzufügen: Auch Sorgen haben ist normal, sogar schon für ein Kind. Für all solche Fälle haben wir etwas anzubieten. Nämlich ein paar gute Strategien, die verhindern sollen, dass die negativen Gefühle nach innen verdrängt werden und sich in Kopfschmerzen verwandeln. Sie müssen heraus. Aber wie soll das gehen, wenn ein Kind und auch manch erwachsener Mensch noch mehr unter Druck gerät, wenn er seinen Zorn gegenüber anderen herauslässt, über seine Sorgen gejammert und seinem Ärger Luft gemacht hat? Wenn er dann gerade deswegen Kopfschmerzen bekommt, ist nicht viel gewonnen.

Also, heraus damit – aber wohin? Am besten dorthin, wo es herkommt. Also: sprechen, schreien, fluchen, anschuldigen, laut weinen – also Laut geben. In einem Familiengespräch nach der Gruppentherapie sagte die Mutter von Isa auf unsere Frage, was sich denn mittlerweile verändert habe: »Ich finde, Isa ist streitsüchtig geworden. Immer hat sie was herumzumotzen. Ich hoffe, das gibt sich wieder!« Wir hatten da einige Bedenken, ob das so wünschenswert wäre, und fragten nach den Migräneanfällen – die waren weg.

Andere Eltern berichten, dass ihr Kopfschmerzkind durchaus viel rede, sich über jede Kleinigkeit aufrege, sich in alles hineinsteigere und ganz und gar nicht introvertiert sei. Da sollte man mal nachhören, ob das außerhalb des Hauses auch so ist. Und es wäre zu überlegen, ob die ganze Aufregung nicht doch hauptsächlich im Kopf stattfindet und besser über den Körper ausgedrückt werden sollte – zum Beispiel mit der Faust auf einen Box-Sack. Das mögen Jungen gern. Einer unserer größeren Kopfschmerzbuben war einer, der von sich sagte: »Wenn mich ein anderer Mensch so richtig in Wut bringt, und das ist immer dann, wenn ich kein Wort mehr herausbringe und echt nicht mehr weiß, was ich noch machen soll, dann seh ich rot und schlag zu. Das passiert einfach, da kann ich gar nichts dagegen machen.« Er hatte aus diesem Grund einen Betreuer zugeordnet bekommen, der auf die Idee mit dem Box-Sack fast panisch reagierte, denn schlagen sollte Olaf ja gerade nicht. Nun war es ihm aber doch einleuchtend, dass der Bub eigentlich ganz gut zwischen einem Menschen und einem Sack unterscheiden könnte – obwohl er mit einer gewissen Ironie gesagt hatte: »Auf so Säcke schlag ich besonders gern.«

Wir haben dann unsere spezielle Wut-Stunde mit der Gruppe der versammelten Kopfschmerzkinder veranstaltet mit dem Ergebnis, dass danach auch der besorgte Betreuer überzeugt war, dass die Wut aus dem Körper – allerdings sozialverträglich – herausmuss.

EINE SCHÖNE WUT- UND ÄRGER-STUNDE

Nachdem man dem Kind überzeugend klargemacht hat, dass der Mensch zuzeiten in Wut und Ärger gerät und deshalb noch kein schlechter Mensch zu sein braucht, könnte sich das Kind einmal in aller Ruhe überlegen, wer oder was es denn ist oder sein könnte, was einen in Wut oder Ärger versetzt.

Das Kind soll nicht denken, wir wüssten gern, worum und um wen es sich handelt – wir wollen es nicht wissen. Wir gehen an unseren Schreibtisch und holen einen Stapel Schreibpapier und einen Stift. Beides geben wir dem Kind und sagen: »Nun schreib mal auf jedes Blatt jeweils ein Ding, einen Namen, ein Ereignis, worüber du dich schon geärgert hast oder worüber du dich ärgern könntest, wenn es mal passiert. Und dann faltest du jedes Blatt zusammen, damit ich und auch sonst niemand sieht, was draufsteht, und machst dir einen Papierstapel mit deiner gesammelten Wut.«

Das braucht ordentlich viel Zeit, und wir können mittlerweile Tee kochen gehen (also nicht dabei sitzen bleiben!).

Wenn der Wut-Stapel fertig ist, sagen Sie: »Also, jetzt kriegt jeder Zettel sein verdientes Fett: schau genau hin, um wen oder was es sich handelt. Jetzt werden sie vernichtet, zerrissen, zertreten, weggeschmissen, beschimpft (hier darf geflucht werden!) und ausgelacht. Los geht's!«

Wenn Sie eine Mutter sind, die selbst etwas zart besaitet ist, dann können Sie ja den Raum verlassen, Sie werden das Getöse auch durch die geschlossene Kinderzimmertür hören. Am schönsten ist es, wenn man eine ganze Gruppe von diesen feinen, wohlerzogenen und angepassten Kindern vor sich hat und sieht, was da los ist.

Einer von den kleinen zarten Jungs, der kaum einmal den Mund aufbekam, und wenn, dann auch nur ganz zaghaft, verwandelte sich in einen laut brüllenden Berserker mit enormer Körperkraft und -beweglichkeit. Er trat seine Wutzettel nacheinander in den großen Papierkorb, trampelte darin herum, schüttelte sie wieder heraus, zerriss sie in der Luft, schleuderte sie überallhin, um sich dann den Gongschlegel zu greifen und auf die große Felltrommel einzuschlagen. Bis zur Erschöpfung – dann ließ er sich auf den Rücken fallen, japste und lachte.

In der kleinen Gruppe mit den sieben Kindern und ihren Verwandten sagte die Mutter von Klara nach dieser Übung zu mir: »Haben Sie gesehen, was Klara mit dem Zettel gemacht hat, auf dem *Papa* stand? Ich hatte nicht gedacht, dass ihr unsere Trennung so zusetzt, ich dachte immer, sie sei wütend auf mich!«

Klara war ein ausgesprochen defensives kleines Mädchen von 9 Jahren, sie war still und schüchtern und wurde in der Schule gemobbt. Für solche Kinder sind Strategien, die sie für sich selbst umsetzen können, besonders wichtig, quasi als Vorbereitung auf »draußen«. Zuerst muss man sich mächtig fühlen, bevor man mächtig sein kann.

Manche Migräneanfälle sind so heftig, dass sie einen anmuten wie ein Wutausbruch im Kopf.

▶▶ *Das war so bei unserem jüngsten, noch nicht achtjährigen Gruppenkind. Die Mutter war verzweifelt und überfordert, weil Esther bei ihren häufigen Migränen sehr oft so stark hyperventilierte, dass nur noch die Kinderklinik helfen konnte. Das war auch deshalb ein Problem, weil da noch zwei kleine Zwillingsbabys waren, die überallhin mitgenommen werden mussten, was die Situation für die Mutter noch erschwerte.*
Esther war ein eigenwilliges und eigensinniges Kind, dem man nicht so leicht etwas recht machen konnte. Sie war eine von denen, die gern eine Extrawurst gebraten haben wollen. Wenn wir in der Gruppe eine Entspannungsübung mit leiser Hintergrundmusik anboten, bekam sie davon unweigerlich Kopfweh. Wenn sie aber die Musik selbst machen durfte, als Einzige mit diesem Privileg, dann war sie zufrieden und zugewandt.
Diesem Kind war etwas sehr Gravierendes und dennoch Alltägliches passiert: Esther hatte durch die Geburt der Zwillinge ihren privilegierten

Platz verloren – den sie durch die bedrohlichen Migräneanfälle allerdings prompt wiedergewinnen konnte. Sie fühlte sich überall, besonders von ihrer ziemlich überforderten Mutter, nicht ausreichend wahrgenommen und musste sich dauernd durch Extrawünsche in den Vordergrund schieben. Dass dahinter eine Riesenwut steckte, erfuhren wir erst, als ihre Mutter von der Lösung berichtete, die ihre »große Tochter« für sich gefunden hatte. Esther kam nämlich des Öfteren unvermittelt zu ihr und verlangte, sie müsse unbedingt und sofort zum Tennisplatz gefahren werden – eine Forderung, der die Mutter, wie sie sagte, immer sogleich nachkam. Denn dort – während die Mutter die Zwillinge im Kinderwagen spazieren fuhr – knallte ihre Tochter ungefähr eine Stunde lang die Tennisbälle gegen die Wand, mit einer Vehemenz und Wucht, die man dieser kleinen zierlichen Person nicht zugetraut hätte. Die Mutter hatte aber intuitiv den Eindruck, dass da etwas herauskam, was unbedingt und sofort herausmusste. Sie stellte nämlich fest, dass Esther hinterher immer sehr ausgeglichen und wohlgelaunt war.

Erst auf Nachfrage bemerkte sie, dass auch die Migräne weitgehend verschwunden war, und wenn sie – selten – doch kam, auch leicht und schnell wieder verging, sofern Esther sich rechtzeitig zurückzog. Der Vollständigkeit wegen sei noch hinzugefügt, dass Esther seit der Geburt der Zwillinge wenig Bezogenheit erfahren hatte und sogar ihr eigenes Zimmer an die Nachkömmlinge hatte abtreten müssen. Seither achte ich stärker darauf, dass die Privilegien und Rechte des erstgeborenen Kindes geachtet werden, damit sie die ihnen zustehende Aufmerksamkeit nicht erzwingen müssen.

Eine nach außen hin stillere Variante negativer Zustände sind *Sorgen*. Sie lassen sich leichter in den Hintergrund verschieben, wenn im Vordergrund etwas Wichtiges oder Angenehmes geschieht. Dann werden sie überlagert und tun so, als wären sie gar nicht da. Sorgen sind Tagschläfer. Des Abends jedoch, wenn es ringsum ruhig wird und der Mensch ebenfalls zur Ruhe kommen möchte, dann wachen die Sorgen auf, werden erst richtig munter und erinnern uns, dass sie auch noch da sind und dass wir uns um sie kümmern müssen.

Das geht den Erwachsenen so und auch den Kindern. Deshalb ist die Geschichte vom Sorgenbaum eine Abendgeschichte und wenn man sie tagsüber erzählt, sagt man: »Wenn du mal wieder eine oder zwei Sorgen hast oder vielleicht sogar noch ein paar mehr, dann solltest du dich abends darum kümmern, wenn du schon im Bett liegst. Und dafür erzähle ich dir eine Geschichte.«

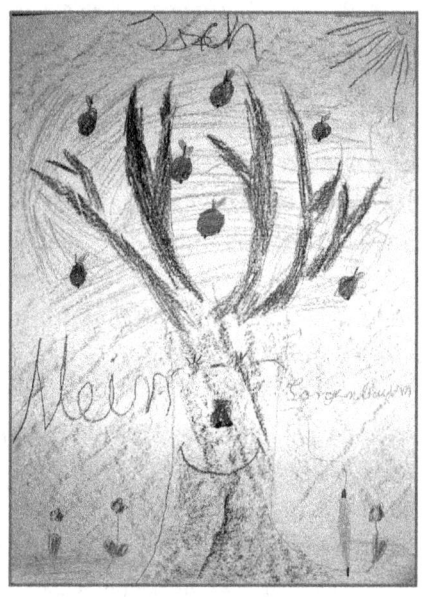

ÜBUNG: DER SORGENBAUM – EINE GESCHICHTE ZUM VORLESEN AM ABEND

Um deinen Sorgenbaum zu finden, musst du mit deinen Gedanken weit weg fliegen, denn der Sorgenbaum ist nicht hier in der Nähe, sondern wächst anderswo, weit von hier. Bevor du dorthin gehst, ist es gut, wenn du zuerst einmal für deinen Körper sorgst – der bleibt nämlich hier in seinem Bett liegen und lässt es sich so lange gut gehen, bis du von deiner Reise in die Ferne wieder da bist.

Also gib deinem Körper ein Signal, dass er sich in der Zwischenzeit entspannen darf. Mach deine Augen zu und nimm einen tiefen Atemzug

– und dann langsam ausatmen. Und noch einmal: einatmen und ganz langsam ausatmen.

Und nun geh mit deiner Aufmerksamkeit in deinen Körper hinein und spüre mal, wo überall dein Körper die Unterlage, also die Matratze, berührt – und wenn du dann mal wieder ausatmest, lass dich noch ein bisschen mehr einsinken und spüre die Berührung deines Körpers mit der Unterlage ganz deutlich – sodass dein Körper merkt, dass er ganz sicher und getragen da einfach eine Weile liegen bleiben kann.

Du aber wanderst mit deiner Aufmerksamkeit hinauf in dein Gesicht und spürst einmal, wo deine Nase ist, dein Mund, deine Wangen und wo deine Ohren angewachsen sind. Und nun schau hinter deinen geschlossenen Augenlidern weit hinaus in die Ferne. Und du kannst deine Flügel ausbreiten wie ein großer Vogel, und so segelst du und schwebst über das weite Land und lässt dich vom Wind tragen. Da kannst du hinunterschauen mit deinem scharfen Vogelblick, und während du so deine Kreise ziehst, wirst du unten auf der Erde in einer weiten Landschaft etwas Großes Rundes erblicken, und wenn du dich ein wenig sinken lässt, dann siehst du: Es ist ein großer Garten mit einer hohen Mauer drumherum. Und vielleicht weißt du gar nicht, dass es dein Garten ist, seit Langem schon, und deshalb öffnet sich auch nur für dich das eiserne Gartentor, wenn du dort landest und hinein möchtest. Und wenn du drin bist, schließt es sich hinter dir, sodass niemand dich dort stören kann.

Und so kannst du auf dem breiten Weg gehen, der dich durch den Garten führt, und den Boden unter deinen Füßen spüren: Ist es Gras, oder Moos, oder Sand, oder sind es kleine Kieselsteine? Und die Blumen und die Farben und Gerüche und Geräusche und die Tiere.

Alle sind da und neugierig, weil du nun endlich einmal gekommen bist in deinen Garten.

Und wenn du so eine kleine Weile gegangen bist, kommst du an einen mächtigen alten Baum – das ist dein Sorgenbaum. Während du auf ihn zugehst, sieht er schon, wie viele Sorgenpäckchen du mitgebracht hast. Er neigt seine starken Äste zu dir herab, damit du an jeden Ast ein Päckchen hängen kannst.

Wenn du deine Sorgen aufgehängt hast, musst du weitergehen – und: Schau dich nicht um!

Und weil du dich nicht umschauen darfst, sage ich dir, was jetzt passiert – hinter deinem Rücken!

Unter dem Baum, in einer gemütlichen Wurzelhöhle, wohnt ein Zwerg, ein Heinzelmann. Der hat schon viele Jahre dort gewohnt und viele bunte Fallschirme gebastelt – für den Fall, dass mal jemand kommt mit ein paar Sorgenpäckchen. Die nimmt er jetzt nämlich von den Astspitzen herunter mit seinen kleinen Zwergen-Händen und hängt sie unten an seine Fallschirme – an jeden Fallschirm eine Sorge von dir. Und da kommt der Wind und fährt unter die bunten Fallschirmdächer und trägt sie in die Luft, weit hinauf bis in den Himmel, wo die Sorgen nämlich hingehören. Denn dort sind Wesen, die sich darum kümmern können – Schutzengel zum Beispiel.

Das hast du alles nicht gesehen, aber wenn du zurückkommst, brauchst du dich nicht zu wundern, wenn keine Sorge mehr da ist – alle weg!

Aber, wenn du möchtest, kannst du auch noch ein bisschen weiter in den Garten hineinwandern. Denn ich verrate dir was: Ganz da hinten steht noch ein großer Baum, und das ist dein Wunschbaum. Der ist ziemlich versteckt, man muss ihn ein bisschen suchen. Wenn der dich sieht, dann neigt auch er seine Äste zu dir herab, und du darfst daran deine Wünsche aufhängen, und mit denen passiert dann genau das Gleiche – sie schweben an ihren Fallschirmen, die der Wunsch-Zwerg gebastelt hat, in die Luft und hoch hinauf bis zu den glücklichen Zufällen, die sich immer freuen, wenn sie für jemanden etwas Nettes tun können.

Vielleicht solltest du öfters einfach mal in deinem Garten spazieren gehen, denn dort fällt dir sicher immer was Gutes ein.

Für jetzt und heute gehst du am besten erst mal wieder zurück zum Tor und hinaus. Mach es von außen gut zu, breite deine Flügel aus, erhebe dich in die Lüfte und kehre zurück, dorthin, wo dein Körper sich

ausgeruht hat. Schlüpfe in ihn hinein, wandere mit deiner Aufmerksamkeit ein wenig in ihm herum und sag ihm: Ich bin wieder da.
Und wenn du müde bist, dann schlaf gut!

Es ist natürlich gut, wenn ein Kind jemanden hat, dem es seine Sorgen und auch seine Wünsche anvertrauen kann. Beste Freunde oder Freundinnen sind dafür da; Eltern und Geschwister auch. Es gibt aber immer mal wieder Sorgen und Wünsche, über die man nicht sprechen kann, mit niemandem.

Der große Vorteil von Sorgen – und Wunschbäumen: Nicht nur dass sie immer verfügbar sind, wenn man sie braucht, sie geben auch keine Ratschläge. Andererseits kann man aber die Geschichte auch in dieser Richtung variieren, dass nämlich der Baum, während das Kind im Garten unterwegs ist, nachdenkt, und wenn es zurückkommt, findet es auf dem Boden unter dem Baum ein paar goldene Blätter, auf denen geschrieben steht, was es vielleicht tun oder denken könnte.

Selbstvertrauen, Mut und Kraft

Schwierigkeiten und Problemen aus dem Weg zu gehen, das ist klug. Wenn man schon von Weitem sieht, dass ein Problem auf einen zukommt, ist es ratsam, erst mal die Kurve zu kriegen und um die nächste Ecke abzubiegen, damit man in Ruhe überlegen kann, was das für eine Herausforderung sein könnte, ob man sich mit ihr überhaupt abgeben möchte oder ob es besser wäre, sich erst einmal unsichtbar zu machen. Vielleicht geht das Problem dann zu einem anderen und sagt: »Lös mich!« Probleme haben die Eigenschaft, dass sie gelöst werden wollen. Sonst stehen sie um einen herum, vielleicht stellen sie sich auch in die lange Schlange der ungelösten Probleme und drängeln, damit sie endlich drankommen.

Hin und wieder – wenn wir gerade mal nicht so müde sind und uns kräftig genug fühlen – wenden wir uns gern den anstehenden Herausforderungen zu oder suchen uns sogar welche, weil es nämlich auch gut für uns ist, uns stark und kräftig zu fühlen. Dann haben wir den Mut, uns zu wehren, anderen mal kräftig die Meinung zu sagen und Stellung zu beziehen gegenüber Freunden und auch gegenüber Feinden.

Oft kann man sich ja die Gelegenheiten nicht aussuchen, sie laufen uns einfach so über den Weg, und da ist es gut, wenn man sich im richtigen Augenblick des eigenen Mutes versichern kann – also, wenn man Mut dann hat, wenn man ihn gerade braucht.

Nebenbei bemerkt: Nur wer Angst hat, braucht Mut. Wer in seinem Leben noch nie Angst hatte, weiß gar nicht, was Mut bedeutet. Deshalb werden aus ängstlichen Kindern später oft so mutige Erwachsene.

Es gibt ein paar Übungen, die den eigenen Mut hervorlocken – wenn man sie einmal gemacht hat, braucht man sich nur schnell an sie zu erinnern – schon ist der Mut da!

Diese Übungen, die Selbstvertrauen, Mut und Kraft geben, macht man am besten aufrecht stehend oder gerade sitzend. Mut und innere Kraft spiegeln sich in einer aufgerichteten Körperhaltung wider. Damit lässt sich leichter signalisieren: Schau her, hier bin ich! Mit mir musst du jetzt rechnen! Ich traue mich! Ich schaffe es!

Bevor man die folgende Übung macht, ist es gut, wenn man eine der Entspannungsübungen von Seite 128 bis 133 schon kennt.

Eltern, die ihren Kindern solche Übungen als Rüstzeug für alle Fälle mitgeben möchten, könnten ihren Kindern vorschlagen, diese Übungen einmal auszuprobieren – d. h. sie einmal probehalber zu machen – um zu sehen, ob ihre Kinder eine oder mehrere davon nützlich finden. Auch bei Jugendlichen ist es angebracht, wenn irgendjemand diese Übungen vorliest und damit anleitet, denn das einfache Durchlesen entfaltet oft nicht die gewünschte Wirkung – man muss derlei einfach mal gemacht haben!

Dann jedoch sind die Bilder im Kopf und werden in passenden Situationen, also wenn sie gebraucht werden, sehr schnell und leicht reaktiviert. Aber eben nur dann, wenn der individuelle Kopf etwas Nützliches mit ihnen anfangen kann. Deshalb: ausprobieren!

ÜBUNG: DAS MUT-TIER

Setz dich aufrecht hin – oder steh auf deinen beiden Füßen und lehne dich, wenn du möchtest, irgendwo an.

Nun geh mit deiner Aufmerksamkeit an einen guten Ort – einen Ort, wo du dich gut fühlst, wo keiner dich stört, wo du ganz bei dir selbst sein kannst. Und nun spür mal, wie es sich anfühlt, ein sehr mutiger und mächtiger Mensch zu sein. Denn dein Mut und deine Kraft wohnen schon immer in dir – vielleicht trauen sie sich nicht immer schnell genug heraus.

Und so ist es gut, einen mutigen und mächtigen Helfer zur Seite zu haben.

Schau einmal von dort, wo du gerade bist, in die Ferne, lass deinen weiten Blick schweifen – und rufe nach deinem Mut-Tier. Damit es kommt, um dir zu helfen und bei dir zu sein.

Wenn du weiter umherschaust, siehst du von irgendwoher ein Tier auf dich zukommen. Je näher es kommt, umso deutlicher kannst du es sehen ... und du merkst, es ist dir wohlgesonnen. Und nun steht es vor dir mit ein bisschen Abstand, sodass du es deutlich sehen und betrachten kannst.

Ihr schaut euch an und macht euch miteinander vertraut.

Was ist das für ein Tier? Groß oder klein? Hell oder dunkel? Mit Fell oder Federn oder ...?

Schau deinem Mut-Tier in die Augen, die dich neugierig und freundlich anblicken, und frag es nach seinem Namen. Und vielleicht möchtest du noch mehr von ihm wissen? Wo es bisher gelebt hat? Was es gern mag? Was es braucht, damit es ihm gut geht und damit es seine Kraft und seinen Mut immer bewahren kann?

Vielleicht kommt es näher und du kannst es anfassen? Ist es warm und weich? Glatt oder rau?

Und nun achte mal darauf: In dem Moment, wenn du dein Mut-Tier berührst, wirst du fühlen, dass ganz viel Mut in dir ist. Wo in deinem Körper spürst du deinen Mut? Hat er einen bestimmten Platz? Oder erfüllt er deinen Körper ganz und gar?

Bitte nun dein Mut-Tier, ganz nah bei dir zu bleiben, während du dir eine schwierige Situation vorstellst, eine Situation, die du schon erlebt hast, oder eine, die noch vor dir liegt, in der du Mut gebrauchen könntest.

Du merkst, wie schwierig diese Situation für dich ist... aber dieses Mal ist dein Mut-Tier bei dir! Es beschützt dich und gibt dir Mut und Kraft.

Du weißt ja, wenn es schwierig wird, berührst du einfach dein Mut-Tier – und genau in diesem Moment spürst du ganz deutlich, dass du genügend viel Mut in dir hast und du spürst, dass du diese schwierige Situation mutig und leicht schaffen kannst.

Immer wenn dir dein Mut-Tier geholfen hat, bedanke dich bei ihm und bitte es, dir auch künftig zu helfen.

Vereinbare mit ihm ein geheimes Rufzeichen, das nur ihr beide kennt, sodass du es jederzeit rufen kannst, damit es schnell zu dir kommen kann, um dir zur Seite zu stehen.

Und nun lass dein Tier dorthin zurückkehren, wo es wohnt und schläft, wenn es gerade nichts zu tun hat. Und kehre du von deinem guten Ort hierher in die äußere Wirklichkeit zurück.

....

Eine andere Übung, die Mut und Selbstvertrauen befördert, ist der Kraft-Sprung. Dafür braucht man aber viel Platz – eine Wiese wäre ideal – und zwei verschieden bunte Seile oder Stricke, die man zu großen Kreisen legen kann. Wenn es der Untergrund erlaubt, kann man auch mit Kreide zwei verschiedenfarbige Kreise malen. Der Abstand zwischen den Kreisen sollte nur so groß sein, dass das Kind leicht von einem Kreis zum anderen hüpfen kann.

ÜBUNG: DER KRAFT-SPRUNG

Stell dich neben deine beiden Farbkreise. Lass deine Augen offen.

Und erinnere dich an ein schwieriges Ereignis, eine Situation, die du gut und erfolgreich bestanden hast. Und erinnere dich auch, dass du dabei deine innere Kraft gespürt hast. Anschließend hast du dich gut gefühlt und bist stolz auf dich gewesen.

Lass dir Zeit und blicke in der Zeit zurück, bis du eine solche gute und erfolgreiche Situation gefunden hast. Stell dich jetzt in den dazu passenden Farbkreis – da spürst du deine innere Kraft. Nun kannst du deine Augen offen lassen oder schließen, während du diese kraftvolle und mutige Situation noch einmal mit allen Sinnen erlebst. Spüre deine Körperhaltung. Was gibt es zu sehen, zu hören? Und wie fühlt es sich für dich an, erfolgreich zu sein? Verweile ein wenig dabei, nimm ein oder zwei Atemzüge und atme langsam und genussvoll aus.

Vielleicht ist in deinem Kraft-Kreis auch ein Tier bei dir? Dein Kraft-Tier, dein Mut-Tier?

Schau es an und bitte es, in diesem Farb-Kreis zu bleiben... während du diesen Farb-Kreis verlässt und dich in den zweiten Kreis stellst. Denke an ein schwieriges Ereignis oder eine Aufgabe, die du *künftig* leichter tun möchtest, oder eine Fähigkeit, die du verbessern willst. Oder denke an etwas, was dich ein wenig ängstigt und verzagt sein lässt.

Da du ja weißt, dass deine Kraft, dein Mut und das Tier, das dir helfen kann, sich im ersten Kreis befinden, ist es klug, wenn du dorthin zurückkehrst und dir etwas davon holst: Gehe hinüber in den ersten Kreis, berühre dein Kraft-Tier, spüre wieder die große Kraft, die da ist. Wie ist deine Körperhaltung, wie schauen deine Augen, wenn du so voller Mut und Kraft bist?

Und nun mach einen großen Sprung in den anderen Kreis, wobei du alle Kraft und allen Mut mitnimmst. Wie fühlt es sich an, wie ist es jetzt? Was ist neu?

Wenn du noch mehr Kraft haben möchtest, dann kannst du wieder in den ersten Kreis springen, dein Kraft-Tier berühren, dann wieder zurückkommen – und deiner zukünftigen Aufgabe mit Zuversicht und Selbstvertrauen entgegensehen.

Zum Schluss spring noch einmal in den ersten Kreis zurück, spüre noch einmal die Atmosphäre dort und verabschiede dich von deinem Kraft-Tier.

Für Ausgleich sorgen

Bei Kopfschmerzen – sei es Migräne oder Spannungskopfschmerz – geht es immer um *zu viel* oder *zu wenig*. Zu viel Belastung, Hektik, Stress, zu viel im Kopf oder außen herum. Zu wenig los im Leben, zu wenig Energie, zu langweilig, im Kopf oder außen herum. Beim Spannungskopfschmerz hat sich vorher ein Druck aufgebaut, der sich langsam nach oben verlagert, zuerst in die Schulter- und Nackenmuskulatur, und sich nach und nach als ein ziehender und drückender Schmerz im Kopf festsetzt. Erst dann merken es die Kinder, denn dann tut es weh und das stört. Wenn die Anspannung im Körper bleiben würde, könnten es auch Rückenschmerzen oder Bauchschmerzen werden. Letztendlich ist alles das Gleiche und wir nennen es *psychosomatisch* – der Schmerz kommt unter bestimmten Bedingungen und geht auch wieder unter anderen Bedingungen. Bei Spannungskopfschmerzen helfen Bewegung und die Auflösung der inneren und muskulären Anspannung – was da am besten ist, muss jedes Kind ausprobieren. Aber auch da: nicht zu lang warten, schnell gegenregulieren.

Menschen mit Migräne haben ebenfalls sehr oft angespannte Muskeln im Nacken und Kopfbereich. Weil aber ihr Organismus bei Überlastung gewohnheitsmäßig mit einer anderen Reaktion antwortet – nämlich mit der Entgleisung des Zentralnervensystems –, ist ihr Erscheinungsbild ganz anders und auch die mit ihr einhergehenden Beeinträchtigungen. Wie schon gesagt: Die Migräne wird durch Bewegung nur noch schlimmer, sie zwingt zum Hinlegen und Ausruhen.

Bei Kindern ist allerdings der Organismus oft noch unentschieden in seinen Reaktionen, während er im Erwachsenenalter feste Gewohnheiten angenommen hat und dann für längere Zeit dabei bleibt – *entweder* Spannungskopfschmerz *oder* Migräne.

Das Kind ist aber ebenfalls noch viel flexibler, und so sehen wir, dass sich viele Kinder mit Spannungskopfschmerzen lieber hinlegen, als nach draußen zu gehen. Man kann und soll ihnen keinen Rat geben – sondern sie auffordern, immer mal wieder auszuprobieren, was ihnen hilft.

Was aber immer gleich ist – da komme ich auf den Anfang dieses Abschnitts zurück –, es ist immer ein *zu viel* oder *zu wenig*. Also müssen wir für Ausgleich sorgen.

Auch schon für Kinder gilt: Manchen Belastungen, die Kinder nennen das zusammenfassend *Stress*, kann man nicht ausweichen. Garstige Wetterlagen, schlechte Luft, viele Klassenarbeiten, unsympathische Lehrer und Mitschüler, Konflikte in der Familie und noch manches, was einfach über einen kommt.

Dann kann es zu einer richtigen Schieflage kommen. Stell dir eine Waage vor – so eine altmodische mit zwei Waagschalen –, und nur auf einer ist was drauf, all der Stress der ganzen Woche, und der wiegt schwer. Auf der anderen Waagschale liegt nur ein klein bisschen Freude, so ein kleiner Lichtblick, und eine einzige gute Note – bei Weitem nicht genug, um die Waage ins Gleichgewicht zu bringen.

Da kommt man leicht auf die Idee, man müsste *Stress reduzieren* – also auf der Belastungsseite so einiges wegnehmen. An sich ja kein schlechter Gedanke, wenn es sich denn machen lässt – geht nur oft nicht. Denn dazu gehören auch die vielen Dinge, die man wirklich tun muss oder die man unbedingt tun will. In die Schule gehen, Wettkämpfe gewinnen, Arbeiten schreiben, Pflichten erfüllen – das muss sein. Erwachsene wissen sehr wohl, wie schwierig es ist, gewachsenen Verpflichtungen zu entkommen – Kindern geht es nicht anders. Und wenn man es dann doch einmal schafft, stellt sich prompt das schlechte Gewissen ein und dann wird die Stress-Seite erst richtig schwer.

Und, um es gleich zu sagen: Gar kein Stress ist auch nicht gesund! Herausforderungen braucht der Mensch und auch das Kind, sonst wird nichts aus ihm oder ihr.

Was tun stattdessen?

ÜBUNG: DIE WAAGE

Wenn eine Waage schief hängt, weil auf der einen Waagschale zu viele Belastungen liegen, dann musst du auf die andere Waagschale – die Wohlfühlschale – so viel draufpacken, dass die Waage ausgeglichen ist und einigermaßen gerade pendelt.

Nimm dir ein Blatt Papier, groß genug und im Querformat, und zeichne darauf eine Waage mit zwei Waagschalen. Unter die eine schreibst du *Stress-Seite*, unter die andere *Wohlfühl-Seite,* nur damit du sie nicht verwechselst. Und nun schreibst oder malst du auf die eine Seite alles, was dich zurzeit belastet, was dir Stress und Druck macht und dir gar nicht guttut. Und in der anderen Schale sammelst du alles, was du zum Ausgleich brauchen könntest, was dich erfreut, entspannt, erholt und Spaß macht. Lass dir ruhig Zeit dafür und sammle alles, was dir einfällt. Auch die Sachen, die gar nicht so einfach zu haben oder zu machen sind, vielleicht ergibt sich ja was in dieser Richtung. Denn über Dinge, die einem guttun, kann man gar nicht genug nachdenken.

Einmal angenommen, zum Beispiel in den Ferien, wäre es anders herum: Da hätte deine Waage eine volle Wohlfühlschale und auf der Stress-Seite wäre nichts. Da würde ich sagen: Das kann man so lassen, zumindest für eine Weile.

Der Vorteil des Waage-Bildes ist, dass sie nach beiden Seiten hin pendelt – sie soll nicht längere Zeit stillstehen, nicht in der Waagerechten und nicht gekippt. Die Ausgleichs-*Bewegung* ist dabei das Wichtige.

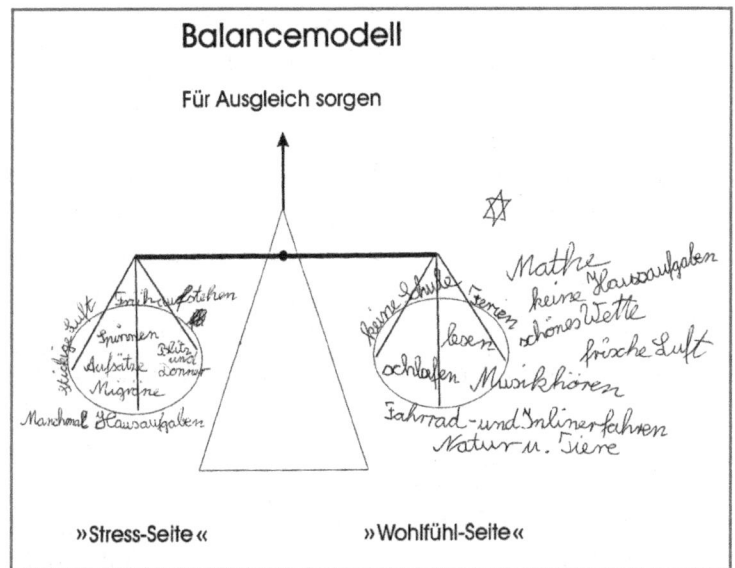

Solche Ausgleichsbewegungen vollzieht der Organismus selbst ununterbrochen, er ist immer in Bewegung und Gegenbewegung – Anspannung und Entspannung in der Muskulatur, Einatmen und Ausatmen, Anstrengung und Erholung, essen und verdauen usw. Oder auf die Psyche bezogen: Wer viel Ärger hat, braucht auch viel Freude, wer Angst hat, braucht auch Mut und Zuversicht, wer viel zu tun hat, braucht Pausen und Muße, und wer Sorgen hat, braucht Freunde und einen großen Sorgenbaum.

Wenn der Organismus die Bewegung in die erforderliche Gegenrichtung nicht mehr ausgleichen kann, schickt er ein Symptom – hier Kopfschmerzen – und ruft nach Unterstützung. Das ist der Hintergrund des Rates, eine Ausgleichsbewegung bewusst zu vollziehen. Wir nennen Kopfschmerzen – so wie andere funktionelle Störungen auch – eine Ordnungsstörung. Und wir sind aufgefordert, den Organismus darin zu unterstützen, seine individuell passende Ordnung aufrechtzuerhalten oder wiederherzustellen. Deshalb raten wir auch, keine zu großen *Unregelmäßigkeiten* in der Lebensführung einreißen zu lassen, beim Schlafen, Essen, Trinken und anderen Gewohnheiten. Und wenn es doch passiert, dass etwas *übermäßig* wird, dann heißt es schnell reagieren und gegensteuern: Bei großer Wut z. B. schnell zum Tennisplatz!

Unausgewogenheit, die sich belastend auswirkt, entsteht oft auch aufgrund eines (scheinbar) unausgewogenen Naturells, das die familiäre oder schulische Umgebung nicht tolerieren möchte oder kann. Hohe Sensibilität haben wir schon erwähnt – die stößt bei Lehrern, Mitschülern und manchen Vätern zuweilen auf den guten Rat: »Da musst du eben robuster werden!« Weil robust sein für das Leben besser taugt.

Dem sensiblen Kind ist das nicht zu empfehlen. Wenn es allerdings eine besondere Eigenschaft oder Fähigkeit, noch besser, eine exzentrische Vorliebe aus der Tasche ziehen kann, die ihm Respekt verschafft – dann hat es damit einen ordentlichen Distinktionsgewinn. Zum Beispiel Spinnen oder Schlangen mögen, wovor sich so mancher Robusto fürchtet. Auch frei sprechen oder öffentlich Musik machen liegt manchem sensiblen Kind.

▶▶ *Der 12-jährige Laurenz litt unter Spannungskopfschmerzen und galt als ausgesprochen hyperaktiver Typ. Er konnte, wenn er unter Leuten war, kaum zur Ruhe kommen und mal still sein. So etwas ist nicht nur nervig, sondern anstrengend – auch für ihn selbst. Auf meine etwas beunruhigte Frage, was er denn als Ausgleich hätte, sagte er zu meiner Überraschung: Angeln.*

Laurenz liebte es zu angeln, konnte stundenlang allein am Fluss sitzen, auf das Wasser schauen, ein bisschen auf die Fische aufpassen, ein bisschen vor sich hin träumen und dabei ganz ruhig werden.

Eigene Vorlieben und Eigenarten erkennen und anerkennen, auch wenn sie vom gerade vorherrschenden Mainstream abweichen, ist eine Aufgabe im späten Kindesalter und der Adoleszenz. Deshalb ist für die Kopfschmerzkinder das Thema *wählen lernen* so wichtig.

Lerne wählen!

Lerne, aus den Schätzen der Welt das auszuwählen, was du wirklich brauchst, was dir zusagt und dir gut bekommt. Es gibt zurzeit für uns alle und auch für unsere Kinder von allem viel zu viel. Auch wenn vieles dabei ist, was man gar nicht haben oder erreichen kann – es ist aber da und könnte vielleicht oder sollte sogar gehabt oder erreicht werden.

Auch *müssen* wir immer irgendwas. Für Kinder ist das *Müssen* unentrinnbar und fast immer auch noch fremdbestimmt: Sie müssen früh aufstehen – früher als sie eigentlich möchten – sie müssen zur Schule – jeden Tag – sie müssen aufmerksam sein – dürfen nicht träumen – sie müssen antworten, wenn sie gefragt werden – und still sein, obwohl ihnen gerade was Schlaues eingefallen ist – sie müssen Arbeiten schreiben, wenn die Lehrer es verlangen – nicht, wenn sie bereit dazu sind – sie müssen essen und trinken, wenn Pause ist – nicht, wenn sie Hunger und Durst haben. Das ist erst der Vormittag. Dann müssen sie erzählen, wie es in der Schule war, müssen sagen, welche Noten sie haben, müssen essen, weil Essenszeit ist, müssen Hausaufgaben machen und lernen – dann ist der Tag schon fast wieder vorbei, aber die sozialen Kontakte müssen auch noch gepflegt werden, und manche Kinder müssen auch noch im Haushalt helfen. So ist das Leben unserer Kinder und da haben sie keine Wahl.

Oder doch?

Es gibt jemanden, der sehr wohl merkt, wenn es zu viel wird mit dem Müssen. Das ist der intelligente Körper, in unserem speziellen Fall der Kopf, der sagt: Schluss damit, ich sorge dafür, dass du nicht musst – weil du nämlich nicht kannst. Wenn ein Mensch richtig krank ist oder eben schwere Kopfschmerzen hat, dann muss er gar nichts mehr. So entkommt man der *Muss-Falle* – und das ist kein Gewinn, weil mit Schmerzen verbunden. Da macht es kein Vergnügen, dass man zu Hause bleiben darf. Oft genug nennt man dieses Entkommen *sekundärer Krankheitsgewinn,* was aber unsinnig ist: Notlösungen sind selten gewinnbringend.

Wie kann man die Muss-Falle auf eine gute Art öffnen? Indem man das: *Wenn ich nicht kann, muss ich nicht, weil ich nämlich krank bin!* ersetzt durch: *Wenn ich nicht möchte, brauche ich nicht.*

Was ein Kind möchte oder nicht möchte, muss es aber erst einmal herausfinden. Bis es groß genug ist zu wissen, was es möchte, und dann noch den nächsten Schritt tun kann, nämlich auszuwählen und entsprechend zu handeln, geben wir ihm eine Hilfestellung und *verordnen* ihm einen oder zwei Hängematten-Tage. Sozusagen als erste Anleitung für die spätere freie Entscheidung. Nebenbei bemerkt und nicht laut auszusprechen: Eine Verordnung ist auch etwas, was man muss!

TIPP: HÄNGEMATTEN-TAGE

Es ist gut, wenn Eltern oder Lehrer dabei sind, wenn Hängematten-Tage verordnet werden, denn wir benötigen dafür ihre Zustimmung und tätige Mitarbeit – und außerdem besteht die Hoffnung, dass sie davon so angetan sind, dass sie die Idee für sich ebenfalls nutzen. Falls es niemanden gibt, der eine *Verordnung* aussprechen kann – wenn Sie also als LeserIn selbst denken: »Das probieren wir einmal aus!«, dann gehen Sie folgendermaßen vor:

Zählen Sie einmal die Tage zusammen, die Ihr Kind in den letzten 4 Wochen wegen Kopfschmerzen in der Schule gefehlt hat. Auch bei Bauchschmerzen oder anderen funktionellen Störungen sind Hängematten-Tage ein gutes Mittel. Dann nehmen Sie den Durchschnitt pro Woche und teilen durch zwei – dann haben Sie die Anzahl der Hängematten-Tage pro Woche. Nehmen wir an, Ihre Tochter hatte 9 Fehltage im letzten Monat, macht 2 Fehltage pro Woche, macht 1 Hängematten-Tag pro Woche auf den nächsten Monat – danach sehen wir weiter.

Ich bin meistens nicht so großzügig und schlage in einem solchen Fall vor, einen Tag pro zwei Wochen einzuplanen.

Nun sagt die Tochter: »Ach toll, darf ich da schwänzen?« – » Nix da, geschwänzt wird nicht! Ich erkläre dir jetzt, wie das geht mit den Hängematten-Tagen: Ab heute schaust du jeden Abend auf den nächsten Tag voraus und überlegst dir, ob das ein guter Tag wäre, um mal freizumachen. Also nicht, wenn oder weil du dich schlecht fühlst, denn dann kannst du sowieso nicht in die Schule und das wird dann auch kein guter Tag. Nein: Guck dir einen richtig guten Tag aus, an dem du genau das machen könntest, was du immer schon wolltest. Wenn du so einen Tag gefunden hast, gehst du zu deiner Mutter oder deinem Vater und sagst: »Morgen nehme ich mir meinen Hängematten-Tag« und dann fragen deine Eltern nicht weiter nach und schreiben dir die übliche Entschuldigung. Und du lässt es dir gut gehen. Abgemacht?«

Wahrscheinlich fragt das Kind: »Muss ich dann den ganzen Tag in der Hängematte liegen? Wir haben gar keine Hängematte.« Nein, natürlich nicht – der Tag heißt nur so, weil man da die Seele baumeln lassen kann. Der Effekt einer solchen Verordnung besteht darin, dass ab sofort das lückenlose *Müssen* ein wenig aufgebrochen ist und ersetzt wird durch die täglich wiederkehrende Wahl: Geh ich morgen in die Schule oder geh ich nicht? Das ganze innere Milieu verändert sich dadurch hin zu einem gewissen Freiheitsgefühl. Und was geschieht? Meistens geht das Kind doch in die Schule: Weil man die Freundin treffen will, weil eine Arbeit geschrieben wird, die man nicht gern nachschreiben möchte, weil es zu Hause zu langweilig ist, und hinaus kann man ja nicht – denn man ist offiziell krank.

Bei Erwachsenen ist es ähnlich: Man muss schon genau und sorgfältig suchen, wann ein freier Tag passen würde. Und wenn man feststellt, dass überhaupt nie eine zeitliche Lücke zu finden ist, dann sollten sich Erwachsene trotzdem einmal freinehmen, um darüber nachzudenken, was passieren würde, wenn sie ernstlich krank und für längere Zeit *ausfallen* würden. Und wenn Sie dann begriffen haben, was hinter dieser Idee von der eigenen Unentbehrlichkeit steckt, dann nehmen Sie Ihren Terminkalender zur Hand und planen schon mal im Voraus je einen Hängematten-Tag pro Halbjahr ein. Und danach vergessen Sie bitte nicht, Ihr Kopfschmerzkind an seine eigenen Hängematten-Tage zu erinnern.

Warum der kleine oder große Mensch das Wählen erst wieder lernen muss, hängt mit dem Erwartungs- und Anpassungsdruck des sozialen Umfeldes zusammen, der schon im Kindergartenalter beginnt. Weil es einerseits frustrierend ist, wenn man zwar weiß, was man möchte, es aber nicht tun oder nicht bekommen kann, und weil andererseits weitgehend feststeht, was ein Mensch in seinen verschiedenen Lebensaltern wollen und mögen sollte, machen sich viele gar nicht mehr die Mühe, in sich hineinzuhorchen und zu merken, worauf sich die eigenen Wünsche und Bedürfnisse richten.

Babys *wissen* auch nicht, was sie wollen. Aber sie *merken*, wenn ihnen etwas fehlt. Dann schreien sie so lange, bis der liebevolle Mensch in seiner Nähe – völlig verzweifelt natürlich, weil er nichts versteht – endlich das Richtige tut, und schon ist alles wieder gut.

Der Körper bzw. der Kopf tut, wenn er schmerzt, etwas Ähnliches, er schreit in seiner Not, und auch da sollte der Mensch, dessen Körper oder Kopf er ist, liebevoll so lange probieren, bis er das Richtige gefunden hat und sein Kopf mit ihm zufrieden ist. Babys, Köpfe bzw. Körper und Krokodile sind unmoralisch, nur an ihrem eigenen Wohlergehen interessiert, und es schert sie wenig bis gar nicht, ob ihr Verhalten gerade in die Landschaft passt.

Wie ich jetzt auf Krokodile komme? Weil das Krokodil ein Reptil ist und weil das auch zu uns gehört, seit alters her. Es sitzt nämlich in unserem Hirnstamm – was man nicht ohne Grund unser Reptilien-Hirn nennt. Ich nenne es lieber Krokodil-Hirn, weil manche Leute bei Reptilien an Schlangen denken und sich fürchten.

Der Körper benutzt sein Krokodil-Hirn andauernd, um seine Grundfunktionen und sein Wohlbefinden zu regulieren – ohne dass wir es bemerken. Im Gegensatz zu Tieren benützen wir Menschen dieses Gehirn kaum noch, weil wir ja noch ein viel besseres und größeres und neueres haben – unsere Großhirnrinde. Die kann logisch denken und rational entscheiden und wird in der Schule und im Beruf gebraucht und deshalb schon früh bestens trainiert. Im alten Krokodil-Hirn hingegen entscheidet sich schon gleich vom ersten Atemzug an, was das Kind leiden mag und was nicht, was gut oder schlecht schmeckt und riecht, was sich gut anfühlt und wo es hinwill oder eben nicht, sodass es vor Angst ganz steif wird: nur weg von hier! Hier bilden sich sehr früh die prägenden emotionalen Geschmacksurteile. Und wenn ein Kind sagt: »Das schmeckt mir nicht!«, dann wird man es nicht vom Gegenteil überzeugen können.

> **INFO: DAS KROKODIL**

Das Krokodil benützt ausschließlich sein Reptilien-Hirn, weil es über kein anderes verfügt, und hat es damit in der Befriedigung seiner Bedürfnisse zu großer Meisterschaft gebracht.
Beobachten wir einmal, zum Beispiel im Fernsehen, ein Krokodil bei der Jagd. Das geht eigentlich gar nicht, weil das Krokodil – anders als der Löwe – bei der Jagd nicht beobachtet werden kann. Es geht alles zu schnell.
Den Löwen hingegen kann man in aller Ruhe beobachten, und deshalb ist er auch ein Fernsehstar. Wenn er Hunger hat, geht er jagen. Er legt sich auf die Lauer, aufmerksam und hochgradig angespannt. Da kommt eine Antilopenherde herbei. Der Löwe duckt sich, schleicht sich an, spurtet, springt eine von den Antilopen an, kriegt eine mit dem Hinterhuf in den Bauch, fällt zu Boden, keucht, erholt sich und geht nach Hause, weil die Antilopen geflüchtet sind und er seiner Frau Bescheid sagen will: im Rudel geht es besser.
Obwohl die Löwen sehr gut aussehen, so durchtrainiert vom vielen Laufen – wenn ich abends beim Fernsehen, selbst schon müde, zusehe, wie der arme Löwe sich so anstrengt, dann tut er mir immer irgendwie leid. Ganz zu schweigen von den Geiern, die aus der Luft alles genau beobachtet haben und ihm die Beute gleich abnehmen wollen, die Gauner, sodass der Löwe immer weiter aufpassen und kämpfen muss. Die Löwen scheinen sich nach dem Ratschlag für deutsche Kinder zu richten: ohne Fleiß kein Preis! Manchen ist es sogar peinlich, wenn sie einen Einser schreiben, ohne sich vorher angestrengt zu haben – wir wollen nichts geschenkt.
Das Krokodil hingegen! Es schläft meistens, sieht aus wie tot, so entspannt ist es, ist vermutlich meistens am Verdauen oder träumt vom nächsten Essen. Man sagt, dass auch die australischen Buschmänner vor der nächsten Jagd sich ihre Beute herbeiträumen. Es ist zu vermuten, dass deren Krokodil-Hirn noch gut ausgebildet ist.
Irgendwann kriegt auch so ein Krokodil mal Hunger. Was tut es? Rennen? Das kann es nicht – zu kurze Beine. Die sind in der Evolution – das Krokodil ist eine sehr alte Art – fast ganz verkümmert, weil das Krokodil sie nämlich nicht braucht. Was sonst? Sich anstrengen? Das mag es nicht. Deshalb hat es sich bestens platziert, nämlich in einem Wasserloch, wo die Antilopen, oder was sonst noch gut schmeckt, verlässlich bzw. todsi-

Lerne wählen!

cher hinkommen. Also, was tut es, wen es hungrig ist? Es öffnet langsam ein Auge – nämlich das dem Land zugewandte, das andere lässt es zu –, um zu sehen, ob die Beute herannaht. Wenn ja, wählt es konzentriert und präzise genau die Antilope aus, die es erwischen kann – oder die ihm am besten gefällt, oder die am schönsten gemusterte, wer weiß –, und blitzschnell macht es zwei, drei Schritte und hat schon zugeschnappt. Deshalb hat es sich im Laufe der Evolution auch so eine große Klappe zugelegt. Das ist für einen Moment sehr spektakulär, aber zum Fernsehstar wird man so nicht. Das kränkt das Krokodil vermutlich nicht sonderlich, es ist nämlich schon wieder eingeschlafen.

Manche Eltern mögen Krokodile nicht und missbilligen auch die Leichtigkeit, mit der sie sich ernähren. Und natürlich das viele Schlafen und Träumen. Da zitiere ich dann gern die bekannte Bibelstelle: »Was nützet es euch, wenn ihr frühe aufstehet und lange sitzet – den Seinen gibt es der Herr im Schlafe.«

Nun ist es eine Tatsache, dass jedes Lebewesen, auch der Mensch, besonders schnell und präzise reagieren kann, wenn es ausgeruht und entspannt ist. Dann geht alles leicht und kostet wenig Energie. Vorher muss allerdings eine Entscheidung getroffen sein, also eine Wahl, und die schnellsten Entscheidungen laufen über das Stammhirn, wo das Krokodil sitzt und aufpasst. Bei Kindern fällt das Krokodil hauptsächlich Geschmacksurteile, und wenn ein Kind am ersten Tag des neuen Schuljahres nach Hause kommt und sagt, dass der Chemielehrer ganz furchtbar sei, dann darf man dem nicht widersprechen, auch wenn man ihn als Mutter oder Vater nach eingehender Besichtigung nett findet. Im Laufe der Zeit, wenn Kinder heranwachsen, vermengt sich das spontane Urteil mit rationalen Kriterien, besonders wenn dem Kind gesagt wird: Denk doch erst mal nach, bevor du den Mund aufmachst. Wenn es schlecht läuft, können wir sehen, wohin das führen kann: Letzthin habe ich ein 13-jähriges Mädchen gefragt, was es denn am liebsten täte, wenn es könnte, wie es wollte, da es ja schon seit einem guten halben Jahr wegen Kopfweh, Übelkeit und befürchtetem Erbrechen nicht mehr in die Schule gehen konnte: Das wusste es nicht – und wie oder wo es in nächster oder auch fernerer Zukunft gerne leben möchte – Achselzucken und »keine Ahnung« – und was zur Zeit sein Lieblingsessen sei – eigentlich alles, aber egal.

Wir sprechen in einem solchen Fall von Schulverweigerern – in Wahrheit verweigern diese Kinder das Leben, das wir ihnen anbieten bzw. zumuten. Ich fragte dann den Vater, was seine Tochter denn am wenigsten leiden könne, und er: »Dass sie immer antworten *muss*, wenn sie gefragt wird.«

Da könnte man doch sagen: Was denn, das ist doch normal in der Schule und wohl keine so große Zumutung.

Mir fiel da erst auf, dass mir das Mädchen auch in der Therapie keine Antwort gegeben hatte, wenn ich es gefragt hatte, und es fiel mir ein, dass der kluge Psychiater Bodenheimer ein Buch geschrieben hatte mit dem Titel: *Von der Obszönität des Fragens*.

Dieser Psychiater hatte neben seiner therapeutischen Tätigkeit auch noch zwei Söhne, deren Vater er war. Vater sein und Psychotherapeut sein, ebenso wie Lehrer sein, sind hierarchische Positionen gegenüber den Söhnen, Klienten und Schülern. Und der Höherstehende hat die Fragemacht – das ist meist unhinterfragt so. Aber Bodenheimers Söhne spielten eines Tages, als sie schon ein bisschen größer waren, nicht mehr mit und stellten diese Hierarchie infrage. Woraufhin der kluge Vater nachdachte und das o. g. Buch schrieb, das hiermit auch allen Eltern und Lehrern empfohlen sei, damit sie ihr Frageverhalten korrigieren können.

Sie könnten zum Beispiel fragen: Kann oder will dazu jemand etwas sagen? Fällt jemandem dazu etwas ein? Könntet ihr euch das mal durch den Kopf gehen lassen? Was meinst du dazu? Hast du dazu etwas auf Lager? Und vieles mehr, was nicht so direktiv und erschreckend ist wie die gezielte Aufforderung zu antworten – was ja tatsächlich einer Nötigung gleichkommt, weil davon eine Beurteilung abhängt.

Man muss das alles aber nicht so genau nehmen und sich nicht gegen die üblichen Zumutungen sperren, da hätte man viel zu tun. Ich möchte allerdings jedes Kopfschmerzkind, und alle anderen natürlich auch, ermutigen, wachsam zu sein, ob sie wirklich all die vielen Dinge, die sie ganz selbstverständlich tun, auch wirklich tun müssen, tun wollen und ob sie nicht etwas Besseres zu tun hätten. Das lohnt sich nämlich. Und wenn man dann sorgfältig auf sein inneres Krokodil hört – manche sagen auch: »höre auf dein Bauchgefühl«, vielleicht wohnt bei denen das Krokodil im Bauch, nahe beim Essen –, merkt man wenigstens, ob man etwas gern macht oder nicht: man kann es ja trotzdem tun, hin und wieder wenigstens. Was ich vorschlage, heißt: Schlupflöcher suchen! Das schafft kleine Fluchten und Freiräume – es muss nämlich nicht immer ein ganzer Hängematten-Tag sein.

NOCH EIN TIPP FÜR BETROFFENE:

Nehmen wir einmal an, du hast deiner Freundin fest zugesagt, mit ihr in die Disco zu gehen. Aber während der Zeitpunkt der Verabredung näher rückt, merkst du, dass du da eigentlich nicht hinwillst, dass du die Musik dort nicht magst, dass da Leute sind, die du nicht sehen willst, oder dass du einfach lieber zu Hause bleiben und lesen willst, weil dein Buch gerade so spannend ist. Jeden einzelnen dieser Gründe kannst du deiner Freundin höflicherweise nicht sagen. Also gehst du vermutlich hin, und du musst schon viel Glück haben, wenn das ein netter Abend werden soll. Du könntest aber auch entscheiden, nicht hinzugehen. Wie das geht, und zwar sozial unschädlich? Mit einer eleganten Ausrede.

TIPP: EIN SACK VOLLER AUSREDEN

Das muss ein großer Sack sein, damit für jede Gelegenheit eine passende Ausrede drin ist, für manche, nämlich wiederkehrende, Situationen sogar mehrere. Man kann ja nicht jedes Mal dieselbe benutzen. Und der Ausredensack sollte immer schon gut bestückt sein, damit man schnell hineingreifen kann. Das Beste an Ausreden ist, dass du dir schon längere Zeit vorher überlegen kannst, was du sagen wirst – in ca. drei Wochen –, damit du nicht zu Tante Ediths Geburtstag mitkommen musst. Wenn du drei Stück gute Ausreden auf Lager hast, die total überzeugend sind, dann kannst du ja immer noch mitgehen – mit einer passenden Ausrede im Hosensack für zwischendrin, wenn die Torte gegessen ist und es langweilig wird. Man wird sehen. Ausreden sollen natürlich niemandem schaden. Wenn du öfter mal darüber nachdenkst – das musst du, damit sich der Sack so nach und nach auffüllt –, dann wirst du merken, dass das mit der passenden Ausrede eigentlich ganz einfach ist.

Da fällt mir eine Geschichte ein, die mir die Mutter eines Mädchens erzählt hat – beide Migräne-Menschen. Die Mutter sagte: »Alle meine Freunde wissen, dass ich immer für ihre Probleme ein offenes Ohr habe – deshalb rufen sie mich alle an und erzählen mir ihre Sorgen. Natürlich nicht immer, aber ich habe eben viele Freundinnen und hänge oft am Telefon und meistens ziemlich lang, und manchmal wird mir das echt zu viel. Da hatte ich gleich eine gute Idee, als ich das mit den Ausreden gehört habe. Wenn mir jetzt ein Gespräch zu lang wird, geh ich an die Haustür und drücke die Klingel – dann erschrecke ich hörbar und sage: Oh, jetzt hat es gerade geklingelt, ich glaub, ich muss Schluss machen – tschüss.«

Die Tochter sagte: »Das könnte ich nicht!« Die Mutter: »Das muss man üben!«

Größere Kinder und Jugendliche haben meist einen ausgeprägten Sinn für Aufrichtigkeit und Wahrheit. Aber sie erinnern sich auch mit Scham an den Moment, als sie als kleines Kind zum Onkel gesagt haben: »Ich will keinen Kuss von dir, du stinkst nach Zigaretten!« Da war das Krokodil noch unkontrolliert aktiv – später halten sie ihm das Maul zu und sagen: »Halt du bloß deine große Klappe!«

Da geraten sie leicht in ein Dilemma. Denn wahrhaftig und vertrauenswürdig zu sein ist nicht nur ein hoher Selbstwert. Jeder Mensch fürchtet, er könnte belogen und sein Vertrauen könnte missbraucht werden, und weiß, welchen Schmerz und welche Enttäuschung das bedeuten würde. Nicht grundlos ist deshalb die Lüge verpönt und wird geächtet: In der Familie, unter Freunden, in ungefährlichen Situationen, bei wichtigen Aussagen, unter Eid und Ehrenwort.

Lerne wählen!

Aber wie ist es unter Feinden, in bedrohlichen Situationen, zum eigenen Schutz oder dem anderer, in unwichtigen Angelegenheiten, im Spiel, zum Spaß?

Es gibt nämlich Situationen, wo man lügen *muss*. Und deshalb ist die apodiktische Forderung an Kinder, niemals zu lügen, eine gefährliche Falle – für Erwachsene ebenfalls. Und den Unterschied zwischen Ausreden und Lügen kann man gar nicht früh genug lernen. Ausreden dürfen niemandem erheblich schaden. Was der Ausrede vorausgeht, ist die Entscheidung, sich selbst oder andere zu schützen – also eine Wahl. Ich wähle zum Beispiel die leichtere und angenehmere Alternative, ich gehe einer Zumutung aus dem Weg, ich fürchte mich und weiche aus, ich verschiebe etwas auf später, weil ich mich gerade nicht fit fühle, usw.

Wenn ich das *nicht* tue, kann es nämlich sein, dass mein Körper zu meinen Gunsten handelt und mir zu diesem Zweck einen Kopfschmerz schickt – und damit das erreicht, was ich mit einer Ausrede einfacher und schmerzloser hingekriegt hätte. Das Fatale daran ist, dass mich mein Körper zwingen würde: ich *müsste* mich hinlegen, ich *könnte nicht mehr* weitermachen – *er* würde eine Zwangslage schaffen. Mit einer hübschen Ausrede hingegen hätte ich mir ein bisschen Freiheit genehmigt, und ich finde, das ist allemal besser. Die Dynamik ist die Gleiche, wie schon bei den Hängematten-Tagen besprochen: Ich kann selbst entscheiden, ob ich etwas möchte, und bleibe Herr der Lage.

Meistens im Leben ist es ja sowieso am einfachsten, bei der Wahrheit zu bleiben. Und wenn du in einer Umgebung lebst, die dir die Freiräume, die du brauchst, lächelnd zugesteht, dann hast du Glück und brauchst keine Ausrede aus dem Sack zu holen.

Nicht alle Umgebungen sind aber von dieser Art, worauf Erwachsene sich gewohnheitsmäßig eingestellt haben – außer Michael Kohlhaas und seine Nachkommen –, was Kinder oft erst sehr schmerzlich lernen müssen.

▶▶ *Thorsten, 15 Jahre alt, lebte gleichzeitig in zwei sehr unterschiedlichen Umgebungen. In seinem Elternhaus war es möglich, aufrichtig und ehrlich zu sein, weil Eltern und Geschwister über begangene Fehler oder Missgeschicke frei sprechen konnten, ohne dafür bestraft oder beschämt zu werden. So hatte er gelernt, rücksichtsvoll, fürsorglich und respektvoll mit anderen umzugehen. Er war selbstsicher und offen – was ihn als Klassensprecher bei manchen Lehrern in Misskredit brachte: Er habe wohl Probleme mit Autorität, sei rechthaberisch und penetrant, wenn er seine Meinung vertrete. Thorsten sagte: Ich kann nur keine Ungerechtigkeiten vertragen. Mit der Zeit wurde ihm sein Job zu viel und er wäre am liebsten von seinem Posten zurückgetreten, konnte das aber nicht mit seinen Werthaltungen vereinbaren: gekniffen wird nicht!*

Als er verstanden hatte, dass so nach und nach sein Kopf die Regie zu übernehmen gedachte – die Kopfschmerzen wurden häufiger –, dachte und handelte er gezielt präventiv. Es benutzte die Kopfschmerzen als Begründung für seinen Rücktritt mitten im Schuljahr, übertrieb vorausschauend schon mal ein bisschen und war damit nach allen Seiten entlastet. Aber nach dieser Erfahrung nahm er sich zweierlei vor: Wenn er wieder mal in eine Lage käme, wo es gefährlich ist, offen und ehrlich zu sein, wollte er schnell eine Ausrede aus dem Sack ziehen und schnell entweichen.

Andererseits freute er sich schon auf die Bergtour durch die Pyrenäen mit seinem besten Freund, wo sie immer und überall offen und ehrlich füreinander einstehen würden.

Zum Thema *wählen und lügen* erinnere ich mich noch an eine besonders nette und gleichzeitig verzwickte Begebenheit aus der Zeit, als wir Gruppentherapie für Kopfschmerzkinder anboten. Es wurde vor Beginn der Therapie verlangt, dass *eine einzige Regel* zuverlässig eingehalten werden müsste: Jedes teilnehmende Kind sollte sich vor jeder Gruppenstunde selbst fragen, ob es an diesem Abend teilnehmen wollte oder nicht – falls es etwas Besseres vorhabe. Wir verlangten von den Eltern, dass sie danach fragen und die Entscheidung ihres Kindes akzeptieren müssten. Das hatte natürlich zur Folge, dass so gut wie immer alle da waren – weil sie ja nicht mussten! Mit einem Jungen gab es aber Probleme, wie seine Mutter mehrmals berichtete: Lars wolle partout nicht kommen – sie bestehe aber darauf, denn schließlich hätte sie ihn ja nicht grundlos angemeldet, er habe Migräne, und wenn man etwas zugesagt habe, dann müsse man sich auch daran halten. Wir sagten ihr, ebenfalls mehrmals, das sei gegen die Vereinbarung. Dann fragten wir Lars, was denn los sei, worauf er grinste und sagte: »Natürlich will ich gar nicht zu Hause bleiben. Aber ich will, dass sie sich endlich mal an die abgemachte Regel hält!«

Wählen heißt entscheiden, einen Standpunkt einnehmen, ihn vertreten oder auch nicht, verschiedene Dinge in Betracht ziehen, Gewohnheiten infrage stellen, sich fragen, was man wirklich möchte, was einem wichtig ist. Für manche Kinder ist das nicht gerade alltäglich, denn sie sind es gewohnt, gesagt zu bekommen, was sie zu tun und zu denken haben. Und so wundert es einen nicht, dass sie so oft sagen: »Keine Ahnung, ist schon in Ordnung, ist egal«, wenn man sie fragt, wie sie es denn gern hätten. Letzthin hatte ich es mit einem großen, schönen, intelligenten, höflichen 12-jährigen Jungen aus gutem Hause zu tun, der wegen Bauchschmerzen, Kopfschmerzen, Schwindel und Übelkeit schon seit einem halben Jahr nur noch sehr selten zur Schule gehen konnte. Er hatte keine Ahnung, was er gerne täte, wenn er denn könnte, wie er wollte, weil er ja nichts wollte und sowieso nichts tun konnte – denn sein Körper nahm ihm schon lang alle Entscheidungen ab. Das fand er allerdings langweilig. Als er zwecks *Beschulung* in die Kinder- und Jugendpsychiatrie eingewiesen werden sollte und ich ihn fragte, wie er das fände, hob er hilflos die Schultern und sagte leise und fügsam: »Naja.«

Als er dann dort war, wusste er definitiv, dass er wieder rauswollte – und als ich ihn fragte, »wieso denn?«, hob er die Schultern und sagte: »Das war einfach nur furchtbar, die beobachten einen dauernd.« Die »Realität« holte er sich über möglichst realistische Krimis ins Haus, da war wenigstens was los. Und er musste nicht hinaus.

Ich hatte den Eindruck, dass dieser Junge wohl noch nie eine echte Entscheidung hatte selbst treffen müssen. Er wusste auch überhaupt nicht, wie und wozu. War ja alles geregelt und in Ordnung. Bis sein Körper alles in Unordnung brachte. Ich möchte wetten: Wenn er in der ganzen Zeit wenigstens einmal einen starken Wunsch für irgendwas gehabt hätte, dann hätte sein Körper mitgemacht!

Mein Plädoyer geht dahin, schon kleine Kinder vor die Wahl zu stellen: »Soll ich dir heute lieber Schoko- oder Vanillepudding kochen?« Das ist übrigens eine der berühmt gewordenen therapeutischen Interventionen bei Kindern, die man dazu bringen möchte, klaglos ins Bett zu gehen: »Möchtest du jetzt lieber den Teddy oder den Löwen mit ins Bett nehmen? Soll ich dir, wenn du die Zähne geputzt hast, lieber die eine oder die andere Geschichte vorlesen?«

Auch für Erwachsene ist es nicht schlecht, sich immer wieder mal zu fragen: Mach ich jetzt lieber erst dies oder was anderes – vorausgesetzt, sie haben noch mehrere Sachen auf ihrer Todo-Liste. Dann müssen sie sie nicht stur abarbeiten.

Bei meinen jungen und auch den älteren Patienten ist die Fähigkeit, zu merken, was gerade jetzt gut wäre, oft so verkümmert, dass ich ganz basal mit dem Essen anfange und sie bitte, jedesmal zuerst ihren Bauch zu fragen, worauf er gerade Lust hätte, und das Angebot daraufhin abzusuchen. Kinder haben Lieblingsgerichte, und die sollten sie manchmal mit Vorankündigung gekocht kriegen: Extra für dich!

Eine Mutter sprang nach diesem Vorschlag von ihrem Stuhl hoch und rief empört: »Wie stellen Sie sich das denn vor? Ich habe drei Söhne und einen Mann, und jeder hat ein anderes Lieblingsgericht, das geht ja überhaupt nicht!« Ich finde schon: Die Woche hat sieben Tage, und wenn sie an vier Tagen je einen ihrer vier Männer glücklich gefüttert hat, dann bleiben immer noch drei Lieblingsgerichte für sie selbst. Da gibt es doch nichts zu klagen.

All diese kleinen und trivialen Beispiele verschleiern allerdings, dass schon Kinder – nicht die ganz kleinen – den Verdacht, vielleicht auch ein tief sitzendes Wissen davon haben, dass sie das, was sie eigentlich und wirklich bräuchten, sowieso nicht bekommen können. Dieses Wissen und die natürliche Vornehmheit von Kindern, ihre Familie nicht beschämen zu wollen, ist ein Motiv für die gewohnheitsmäßige Anpassung und den Mangel an Auflehnung gegenüber einer oft unbekömmlichen Situation. Erst in der Pubertät fallen einige diesbezügliche Hemmungen weg. Die »normale« Familien-Realität kann aber nicht grundsätzlich infrage gestellt werden, sie ist hierarchisch und wird von den Eltern und Großeltern bestimmt. Im asiatischen Raum sind Jüngere den Älteren prinzipiell untergeordnet und zu Respekt verpflichtet. Wo bleibt da die freie Wahl? Auf der Strecke. Außer natürlich, wenn man einen gut bestückten Ausreden-Sack hat und ihn elegant zu nützen weiß.

Voran in die Zukunft!

Es gibt noch einen anderen Ausweg, nämlich in eine Richtung, die der Kindheit und Jugend vorbehalten ist und die weit geöffnet sein sollte: Nach vorne, in die Zukunft!

Denn die Kindheit ist zukunftsträchtig. Kinder spüren das und lassen es uns spüren: Sie trappeln mit den Füßen, sind ungeduldig, wollen groß werden. Trächtigkeit zieht das Gebären natürlicherweise nach sich. Da kann man nur hoffen, dass nicht so schlechte Bedingungen herrschen, dass Missgeburten herauskommen. Gute Bedingungen bringen schöne und kluge Kinder hervor, Tag für Tag und Jahr für Jahr. Weil es aber dennoch oft unvermeidlich ist, dass Kinder nicht kriegen können, was sie brauchen, trösten wir sie für jetzt und geben ihnen die Hoffnung auf eine gute Zukunft und erzählen ihnen dazu eine Geschichte.

ÜBUNG: VON BLUMEN, BÄUMEN UND MENSCHENKINDERN

Wie kommen die Pflanzen auf die Welt? Sie wachsen aus Samen. Manchmal trägt sie der Wind, er weht sie irgendwohin, dort fallen sie auf den Boden und in die Erde, und dort keimen sie und gehen auf. Manche fallen einfach herunter – nicht weit vom Stamm, der sein Vater ist. Manche haben Glück und landen an einem Platz, wo sie gut wachsen können, wo es Licht und Luft und Wärme gibt und genügend Wasser – alles so, wie sie es brauchen. Manche verschlägt das Schicksal aber an einen Ort, der karg und kalt und trocken ist, an dem es schwer ist, groß zu werden und zu gedeihen. Wie so mancher kleine Baum, der irgendwo im steinigen Gebirge hingesät wurde, an den Rand eines Felsens, wo er kaum Erde findet und sich nur mühsam mit seinen Wurzeln im Boden festhalten kann. Dort ist der kleine Baum ganz allein, er findet kaum Nahrung, und er muss sich unheimlich plagen, um den harten Winden standzuhalten. Und doch wächst er, langsam, und er wird stark und widerstandsfähig, und irgendwann fängt auch er an zu blühen und kleine Zapfen zu tragen, und wenn dann die Vögel kommen, sich auf ihm niedersetzen und ausruhen und froh sind, dass sie auf ihren langen Reisen einen guten Platz zum Ausruhen finden, dann hat es sich gelohnt, dass er nicht aufgegeben hat.

So ist es auch mit manchen Menschenkindern. Manche von ihnen fallen am falschen Ort vom Himmel – und niemand weiß, wer sich da geirrt hat. Dann geht es diesem Kind vielleicht so ähnlich wie jener kleinen roten Blume, die unter einem großen Baum das Licht der Welt erblickte. Dieser Baum warf hin und wieder einen dunklen dichten Schatten auf sie, und wenn es stürmisch war, fielen seine Blätter auf sie herab und deckten sie zu, sodass sie kaum mehr atmen konnte. Die rote Blume schaute traurig, manchmal voll Neid und Zorn, zu ihren Schwestern auf der Wiese, die dort mitten in der Sonne standen und groß und prächtig heranwuchsen, und sie dachte sich: Wieso bin ich nur bloß an diesem elenden Ort geboren und nicht da draußen bei den anderen, die es so viel besser haben! Ob die kleine Blume nun vor lauter Elend verwelkt ist oder ob sie tapfer durchhielt und weiter blühte, wissen wir nicht.

Eines aber wissen wir sicher: Menschenkinder sind zwar den Pflanzen in manchem ähnlich – aber doch nicht ganz. Sie haben zwar auch ihre Wurzeln an bestimmten Orten, manchmal in Familien, wo sie nicht gut wachsen und blühen können, wo sie im Schatten ihrer Eltern und Geschwister nur langsam groß werden. Aber anders als die Bäume und die Blumen werden sie eines Tages, wenn sie groß genug sind, ihre Wurzel aus diesem Ort herausziehen, ihre Beine in die Hand nehmen und anderswohin gehen.

Denn jeder Mensch hat das Recht – und er hat die Pflicht! –, sich in der großen Welt einen Platz zu suchen, wo es gut ist zu sein. Dort kannst du dann all das finden, was du bisher so vermisst hast, und wenn du willst, kannst du an diesem Ort erneut Wurzeln schlagen. Nimm dir dafür Zeit – es lohnt sich, danach zu suchen! Und du solltest dich nicht wundern, wenn du dann, eines späteren Tages, anfängst, dich zu erinnern: Wie geborgen es doch manchmal auch war unter dem großen schattigen Baum und wie der Wind rauschte in seinen Blättern.

Wenn wir die Kinder ermutigen: »Finde heraus, wann es dir gut geht und was du brauchen würdest, damit es dir gut gehen könnte«, so bezieht sich das oft auf die Zukunft. Denn wenn man sich traut zu denken, die Zukunft könnte schön werden, lässt sich die missliche Gegenwart ein wenig leichter ertragen. So mancher Herzenswunsch muss aufgeschoben werden – aber es ist wichtig, ihn nicht zu vergessen. In Abwandlung des geläufigen Elternwortes: »Warte, bis du größer bist«, kann das Kind nun sagen: »Wartet nur ab, bis ich größer bin, dann werdet ihr staunen, was ich alles mache!«

So sagen wir: Vergiss deine Wünsche nicht! Irgendwann kommt der Zeitpunkt, da läuft dir der Hund, den du jetzt nicht haben kannst, über den Weg. Er schaut dich an und sagt: Hier, schau, ich bin dein Hund! Dann musst du deinem Krokodil erlauben, zuzuschnappen.

Einer unserer älteren Jungen in der Kopfschmerzgruppe sagte im abschließenden Familiengespräch auf die Frage, was er sich denn so des Weiteren wünschen würde: »Nach dem Abitur gehe ich für ein Jahr in ein Zen-Kloster.« Seine Eltern waren nicht nur verwundert, sondern geradewegs geschockt. Beide waren naturwissenschaftliche Forscher, und so etwas lag ihnen sehr fern – nicht nur räumlich. Das kam so gut wie gar nicht infrage. Sie legten auch gleich allerlei rationale Gegenargumente auf den Tisch, die ihr Sohn unbeirrt und mit freundlicher Gelassenheit entgegennahm, offenbar nach dem Motto: Kommt Zeit – kommt Zen.

Der gute Ort, wo es einen Menschen hinzieht, *wo seine Seele wohnt*, liegt für Kinder noch in der zukünftigen Ferne und ist vielleicht noch gänzlich verhüllt. Denn für sie ist ja das Nest, der schützende Raum in der Familie, die wichtigste Basis für den späteren Aufbruch. Wenn die Situation allerdings so ist, dass das Krokodil nur immer wieder ruft: »Nichts wie weg hier!«, dann muss die obige Geschichte erzählt werden. Für Jugendliche, die den baldigen Abflug aus dem Nest schon vor Augen haben, gewinnt die Sehnsucht nach einem eigenen guten Ort – der auch ein Mensch sein kann – eine Dynamik, die ihnen hilft, ins noch weitgehend Unbestimmte aufzubrechen. Wenn jemand dann schon einen Ort, und sei es ein zenbuddhistisches Kloster, vor seinem inneren Auge sieht, weil die Seele sagt: »Dort möchte ich gern für eine Weile sein«, dann überbrückt dieses Bild so manche Unbilden und schafft eine sichere Perspektive.

Erwachsene wissen fast immer spontan zu sagen, an welchem Sehnsuchtsort sie gerne wären, wenn sie nicht gerade hier sein müssten. Oft sind es die Berge, oft auch das Meer, oft auch ein ganz bestimmter Ort, der sie anzieht.

Menschen sind zweibeinige Wesen: Um die Balance zu halten, müssen sie auf zwei Beinen stehen und mit zwei Beinen gehen – abwechselnd. Und so wohnen sie auch an zwei Orten, damit sie nicht ihre innere Balance verlieren. Längere Zeit oder andauernd auf nur einem Bein zu stehen ist anstrengend und führt zu Fehlhaltungen. Und das Gehen mit einem Bein sieht nicht gut aus, man muss da nämlich hüpfen und fällt leicht einmal hin. So geht es Menschen, die denken, der eine reale Ort ihres alltäglichen Lebens wäre ausreichend oder müsste es sein – aber das ist ein Irrtum, zumindest auf längere Sicht.

5. Das Kopfschmerzkind und seine Familie

Die Familie spielt für das Kopfschmerzkind eine besondere Rolle. Denn hier findet es Verständnis – wenn Vater oder Mutter ebenfalls betroffen sind und wissen, was während eines Migräne-Anfalls oder bei Dauerkopfschmerzen los ist. Wenn keiner in der Familie jemals Migräne hatte, stößt das Kind auf Unverständnis, weil sich natürlicherweise keiner vorstellen kann, was da mit dem betroffenen Menschen passiert. Es kann aber auch zu Missverständnissen kommen, wenn die Mutter ihre eigenen Kopfschmerzerfahrungen auf ihr Kind überträgt, dessen Migräne aber gänzlich anders geartet ist, obwohl das Kind und auch seine Kopfschmerzen aus der gleichen Herkunftsfamilie stammen. Manche Familien erfahren erst während eines Anamnesegesprächs mit dem Arzt etwas über das wahre Gesicht der Kopfschmerzen – allerding nur dann, wenn sie das Kind ausreichend zu Wort kommen lassen, also eher selten. Schmerzen sind immer eine höchst persönliche und subjektive Erfahrung.

Fürsorge und Autonomie

Es ist nur zu verständlich, wenn sich Eltern für die Kopfschmerzen ihres Kindes zuständig fühlen, denn während eines Migräne-Anfalls ist das Kind wirklich krank. Andererseits kann nur das Kind selbst entscheiden, was es in dieser Situation braucht, und ist deshalb für seine Kopfschmerzen nicht nur selbst zuständig, sondern auch der eigentliche Experte. Falls das nicht zutrifft, falls also das Kind sich hilflos und seinen Kopfschmerzen ausgeliefert fühlt, ist zu überlegen, ob es bisher mit guten Ratschlägen und Vorschriften zugeschüttet wurde und gar nicht lernen konnte, was ihm die Schmerzen zu sagen und anzuraten haben. Viele Kinder sagen: »Am besten ist es, ich ziehe mich zurück und lege mich hin.« Und genau das sollten sie tun. Wenn sie nicht wissen, was zu tun oder zu lassen ist, heißt es: ausprobieren! Das gilt auch, wie schon gesagt, für Medikamente.

Der familiäre Kontext spielt selbstverständlich sehr oft eine ausschlaggebende Rolle für die Entwicklung und Aufrechterhaltung von Kopfschmerzen ihrer Mitglieder – wie sollte es auch anders sein. Wenn wir davon reden, dass die Kinder schon sehr früh in ihrem Leben viel Stress haben, denken wir natürlich lieber an die Schule und das Leben da draußen. Da aber die Familie viel näher und auch viel wichtiger für das Kind ist – im Guten wie im Bösen –, denkt man vernünftigerweise an Familientherapie. Meiner Erfahrung nach sind die Familien von Kopfschmerzkindern zu (fast) allem bereit, um ihrem Kind zu helfen. Nicht selten ist genau das eher kontraproduktiv, wenn es dazu führt, dass diese Kinder neben ihren Kopfschmerzen dann auch noch viele Arzt- und Therapie-Termine wahrnehmen müssen, wo sie doch eigentlich besser einfach in Ruhe gelassen werden möchten. Auch die dauernde Besorgnis und mitfühlende Nachfrage sind oft nicht gerade stärkend – das Gegenteil, also Nichtbeachtung und emotionale Gleichgültigkeit, allerdings auch nicht.

Es gab schon frühe Hinweise (z. B. Lykaitis 1986) in der wissenschaftlichen Literatur, dass sich Eltern, insbesondere Mütter, gegenüber Migräne-Kindern anders verhalten als gegenüber deren Geschwistern, auch gegenüber einem Kind, das unter Asthma leidet.

In Kooperationsexperimenten – die Eltern wurden gebeten, gemeinsam mit einem ihrer Kinder ein Puzzle zu legen – zeigte es sich, dass sich die Eltern bei ihren kranken bzw. belasteten Kindern deutlich stärker einmischten, und zwar wenig unterstützend und eher ungeduldig. Wohingegen sie mit ihren gesunden Kindern kollegial kooperierten. Auf die Einmischung der Eltern, wenn die z. B. einfach vieles selbst machten oder verbale Einwände hatten, reagierten die Asthma-Kinder mit Auflehnung und Widerstand. Die Migräne-Kinder nicht. Die blieben passiv und duldsam.

Wie kann man das verstehen? Viele Migräne-Kinder sind einerseits von klein auf abhängig und schutzbedürftig, was später im Migräne-Anfall fortbesteht. Da sie ihre Eltern, besonders während eines Anfalls, sehr brauchen, setzen sie ihre eigenen Unabhängigkeitsbestrebungen nicht so rigoros in die Tat um, wie sie es vielleicht bei robusterer Konstitution täten.

Sie sind aufgrund ihrer Reizoffenheit, die ja auch Offenheit zur Außenwelt hin ist, oft schon früh selbstständig, reif und klug. Da sie auch harmoniebedürftig sind, wehren sie sich oft nicht und erwecken damit den Eindruck von Zustimmung. Wir sehen da brave und gut sozialisierte Jugendliche, die, wenn der innere Druck zu groß wird, öfter einmal ausrasten. Die Eltern wissen deshalb nicht so recht, ob und wann sie bei ihrem Kopfschmerzkind auf die unabhängige oder auf die bedürftige Wesensseite reagieren sollen.

Wir haben relativ viele Kinder gesehen, die eine deutliche, wenn nicht sogar völlige Migränelinderung erlebten, wenn sie unabhängig ihre eigenen Wege zu gehen begannen. Das Selbst-Management der Kopfschmerzen ist da ein guter Anfang.

Aber gerade im Hinblick auf die Kopfschmerzen gesteht ein Großteil der Mütter ihrem Kind wenig Autonomie zu. So teilten besonders nicht betroffene Mütter ihren Kindern Schmerzmittel oft sehr restriktiv zu. Sie warteten zu lang ab, bis es gar nicht mehr anders ging, und gaben dann zu wenig. Sie wussten nicht, dass man bei Migräne, wenn überhaupt, dann schnell und hoch dosiert eingreifen muss, schon bei den ersten Anzeichen, die aber nur das Kind selbst identifizieren kann. Es ist deshalb zu empfehlen, dass das Kopfschmerz-Kind immer sein bewährtes Schmerzmittel in der Tasche hat und selbst entscheidet, ob und wann es etwas einnehmen will. Selbstverständlich sollte man darüber sprechen – aus Interesse, aber nicht im Sinne von Kontrolle!

Andere Mütter sind sich ihrer eigenen Hilflosigkeit bewusst und delegieren die Migräne an diagnostische und therapeutische Einrichtungen, sprich Ärzte und Psychotherapeuten, was für die Kinder zusätzliche, zum Teil auch belastende Termine in ihrem ohnehin schon vollen Terminkalender bedeutet.

Es werden dann vielerlei Tipps befolgt – dabei wird selten einmal das Kind befragt, ob es etwas davon haben oder anwenden möchte.

Sowohl für Eltern als auch für uns Therapeuten gilt: Woher können wir wissen, was gerade jetzt für ein bestimmtes Kind passt? Damit das Kind nicht in der Vorstellung hängen bleibt, andere wüssten besser, was gut für es ist, damit es im Gegenteil eigenständig und autonom seinen eigenen Weg finden lernt, ist das *Wählen lernen* das immer wiederholte Grundthema: Finde heraus, ob du eine Wahl hast, und entscheide, was du wählen möchtest. Auch wenn du keine Wahl hast – was eher selten vorkommt! –, ist es nützlich zu wissen, was du wählen würdest, wenn du die Wahl hättest. Damit du für spätere Gelegenheiten vorbereitet bist!

Zum Thema Autonomie gehört auch zu entscheiden, was ihm gehört, was zu ihm gehört und was man für sich behalten möchte. Letzteres gilt für Dinge, für Geheimnisse und für die besonderen Eigenschaften, die man eben so hat und die zu einem gehören – einschließlich des eigenen Naturells.

▶▶ Morgenmuffel zum Beispiel

Eine alleinerziehende Mutter mit einem 10-jährigen Sohn erzählte uns diese Geschichte: Bei uns passiert es mindestens zweimal in der Woche, dass Manuel morgens aus dem Bett gewankt kommt und sagt: »Mir ist so schlecht, heut kann ich nicht in die Schule!« Dann sag ich zu ihm: »Wenn es dir so schlecht geht, solltest du dich am besten gleich wieder ins Bett legen. Aber setz dich doch erst mal an den Tisch, damit du wenigstens etwas gefrühstückt hast.« Dann lümmelt er da herum, trinkt seinen Kakao, und ich sage: »Also, ich mach mich dann schon mal fertig, weil ich ja dann gehen muss.« Ich habe einen großen Wecker gekauft, so einen mit Zeigern, der gut sichtbar neben dem Esstisch steht, denn um halb acht müssen wir beide aus dem Haus. Ich gehe dann seelenruhig umher, suche meine Sachen zusammen und sage zu Manuel: »Also, leg dich wieder hin. Wenn es dir schlechter geht, kannst du mich anrufen.« Dann sagt er meistens: »Ach, irgendwie geht es mir schon besser.« Ich darauf: «Aber es hat wenig Sinn, in die Schule zu gehen, wenn du dann vielleicht doch wieder nach Hause musst. Leg dich lieber hin und geh dann vielleicht zur dritten

Stunde, wenn es dir besser geht.« An den allermeisten Tagen sagt er so ungefähr um Viertel nach sieben: »Ich glaub, ich pack's! Jetzt muss ich mich aber beeilen!«

Das war eine sehr kluge Mutter. Sie wusste genau: Wenn sie dagegenhalten würde, müsste ihr Sohn darauf bestehen, wie schlecht es ihm ging. Sie achtete darauf, dass am Vorabend alles ordentlich gerichtet war, damit es dann, wenn Manuel sich berappelt hatte, auch wirklich schnell ging.

Nun ist es ja ganz normal, dass es manchen Menschen, Kindern insbesondere, morgens nach dem Aufstehen erst einmal ganz schwach und kränklich zumute ist. Das sind die Morgenmuffel. Ein Frühaufsteher, sozusagen eine Morgenrakete, kann das gar nicht begreifen. Eine morgendliche Raketenmutter ist für ein morgenschwaches Kind fast so etwas wie eine Katastrophe. Hier können wir nur dafür werben, die Eigenarten – die nicht willkürlich änderbar sind – gegenseitig zu würdigen und sich dem »Schwächeren« unterzuordnen. Nebenbei bemerkt ändert sich das am Abend: Da werden die Morgenraketen müde und sind ihrerseits auf die Nachsicht der dann nachtaktiven Morgenmuffel angewiesen.

Der Umgang mit dem eigenen Körper

Im Umgang mit dem eigenen Körper gibt es zwei gegensätzliche ungute Wege: Unachtsamkeit und Überachtsamkeit im Sinne von Hypochondrie. Wenn wir davon ausgehen, dass Migräne, Kopf- und Bauchschmerzen und andere Befindlichkeitsstörungen so zu verstehen sind, dass der Organismus damit anzeigt, dass er überlastet oder aus dem Gleichgewicht geraten ist, dann müssen wir auf solche Symptome hören. Diese Störungen führen aber nicht, wie Organ- oder Viruserkrankungen, zu körperlichen Beeinträchtigungen, die behandelt werden müssen, sondern regulieren sich meistens von selbst wieder ein. Deshalb wurden lange Zeit psychosomatische bzw. funktionelle Symptome vom Gesundheitssystem und vielen Leuten nicht ernst genommen oder nur symptomatisch, d. h. mit Medikamenten, behandelt, was oft wenig genützt hat. Daraus resultiert in manchen Familien die Einstellung: Kopfschmerzen hat doch jeder, die beachtet man am besten gar nicht.

Andererseits können funktionelle Störungen sehr hartnäckig und bedrängend werden, sodass die Betroffenen davon nicht nur stark beeinträchtigt sondern geradezu auf sie fixiert sind – was nicht verwundern muss, weil der Körper auf eine Lösung drängt und dabei immer mehr und stärkere Symptome produziert. Das kann dazu führen, dass die Betroffenen ängstlich in ihren Körper hineinhorchen, ihm und sich selbst kaum mehr etwas zutrauen oder zumuten, weil sie unterstellen, ihr Körper würde sie (wieder) im Stich lassen. Daraus kann sich eine richtiggehende Hypochondrie entwickeln.

In Familien werden in dieser Hinsicht unterschiedliche Stile gepflegt, und es sollte darauf geachtet werden, dass die Symptomsprache des Körpers *angemessene* Beachtung erfährt. Was ist angemessen? Man sollte das Symptom ernst nehmen und davon ausgehen, *dass* es etwas bedeutet, wenn man auch nicht gleich versteht, *was* es bedeutet. Wenn das Symptom unterdrückt wird, kann es passieren, dass es schlimmer und so einschränkend wird, dass das Kind seinen Verpflichtungen nicht mehr nachkommen kann. Eine Mutter, Ärztin, berichtete über ihr Schulkind, das morgens vor der Schule hin und wieder Würge- und Brechreiz hatte. Selbstverständlich dachten die Eltern, das müsse etwas mit der Schule zu tun haben. Weil man immer wieder von solchen oder ähnlichen Symptomen bei Schulkindern hört, sagten sie sich: Das braucht man nicht so ernst zu nehmen, das vergeht schon wieder. Die Symptome wurden häufiger und schlimmer, das Kind musste manchmal erbrechen, dann ging es in die Schule. Als es anfing, immer häufiger zu Hause zu bleiben, entstand die Vermutung, dass es die Übelkeit benutze, um nicht in die Schule zu müssen. Der Zusammenhang mit der Schule war deutlich, was aber wirklich los war, wusste weder das Kind, noch die Eltern, noch die Lehrerin, noch die befragten Freundinnen, d. h. niemand. In solchen Situationen der allgemeinen Hilflosigkeit, aber möglichst schon anfangs, wenn so ein Symptom sich zeigt, ist es wichtig, das Kind zu trösten und zu sagen: »Dein Körper scheint zu merken, dass etwas nicht so ganz in Ordnung ist, auch wenn du selbst es nicht so genau weißt. Der Körper ist da meistens schneller als wir, weil wir nicht auf alles achten können, was uns nicht so gut bekommt.« Falls das Kind sagt: »Ich mag nicht in die Schule«, aber nicht weiß warum, sagt man: »Sag deinem Körper, es muss ihm nicht schlecht werden, damit er da nicht hin muss. Wenn du wieder mal nicht in die Schule gehen kannst (nicht: willst!), dann kannst du auch einfach mal so daheimbleiben – wir überlegen uns dann, was wir auf die Entschuldigung schreiben. Vielleicht merkst du dann selbst, was dahintersteckt. Dein Körper ist nämlich schlau, der merkt vieles viel schneller als du.«

In dieser kurzen Rede steckt der Hängematten-Tag, der Sack voll Ausreden und, möglichst am gleichen Abend, auch noch der Sorgenbaum.

Ein solches »Entgegenkommen« hat noch einen anderen Vorteil. Das Kind lernt, darüber zu sprechen, wie es ihm geht, ohne wissen zu müssen, warum das so ist. Stimmungen, Befindlichkeiten, Gefühle bedürfen nämlich keiner Begründung und keiner Rechtfertigung. Wenn man den Körper lieber fragen würde, was er denn bräuchte, um wieder Ruhe zu geben, könnte man sich die Warum-Fragen sparen.

Unter den Migräne-Menschen gibt es wenige Hypochonder, vor allem nicht in der Kindheit und Jugend. Sie tun eher so, als wären sie robust, und sagen zu sich selbst: Stell dich nicht so an. Sie möchten gern normal sein und wissen dabei nicht, dass sie ganz normal sind, nur eben ein bisschen sensibler und nicht ganz so belastungsfähig wie die Robusten. Das ist auch schon eine, allerdings sehr allgemeine, Antwort auf die Warum-Frage.

Das familiäre Reizmilieu

Wenn in einer Familie nur *ein* Kind Migräne hat und die anderen Familienmitglieder allesamt unbelastet und gleichzeitig umtriebig und laut sind, kann für das Migräne-Kind ein Problem entstehen. Es möchte einerseits mithalten können, schätzt die vielen Unternehmungen und Verabredungen, will alles miterleben – und muss andererseits oft dafür büßen. Vielleicht mit einer Entspannungsmigräne, vielleicht auch mit einer Erwartungsmigräne, sodass es erst gar nicht mittun kann. Auch, ob die Familie viel und über alles spricht und diskutiert und ob von allen eine hohe emotionale Beteiligung erwartet wird, sollte beachtet werden. Auch das kann für das Kopfschmerz-Kind *zu viel* sein. Wenn dieses Kind genügend Freiräume hat, sich nach Bedarf zurückzuziehen, muss man ihm nur die Erlaubnis geben, den Rückzug auch zu nutzen.

Ein reiches, anregendes Reizmilieu wird zu Recht für intelligenzfördernd gehalten. Draußen in der Welt ist es allüberall zu finden – fragt sich, ob es auch in den inneren Räumen, also zu Hause, genau so sein muss oder ob nicht ein wenig Stille und Garnichtstun ein guter Ausgleich wären. Migräne-Kinder sind leider wegen ihres ohnehin reizoffenen Gehirns oft richtiggehend reiz- und lebenshungrig. Sie bereiten sich ihre Reizüberflutung selbst – und oft haben sie ja die Erfahrung, dass sie keine Kopfschmerzen bekommen, solange sie richtig in Schwung sind und nicht nachlassen. Bis der Organismus nicht mehr durchhalten kann und das Nachgeben erzwingt. Gegen den jugendlichen Lebenshunger ist natürlich gar nichts einzuwenden – nur: dass gerade diese Menschen den Ausgleich, d. h. das Nichtstun, die Pause, die Stille, die Besinnung, ganz dringend brauchen – am besten freiwillig und rechtzeitig. Das kann die Familie unterstützen.

Leistungsorientierung und was sonst noch Druck macht

Wenn wir Eltern fragten, ob sie für ihre Kinder ehrgeizig seien, vor allem hinsichtlich der schulischen Leistungen, erlebten wir fast immer eine gewisse Entrüstung. Denn wer würde schon von einem von Migräne geplagten Kind etwas fordern wollen. Das ist auch gar nicht nötig, denn diese Kinder verlangen viel von sich selbst – sodass es sich die Eltern leisten können, großzügig zu sein. Hinzu kommt, dass bei schon chronifizierenden Kopfschmerzen die Eltern gern schlechtere Noten in Kauf nähmen, gingen nur die Kopfschmerzen zurück. In diesem Stadium treten die Eltern schon auf die Bremse. Die im Hintergrund waltenden und nicht hinterfragbaren Leistungsstandards, die natürlich auch dieses Kind erfüllen möchte, verschaffen sich unbemerkt Geltung und sind auch beim besten Willen nicht aufhebbar, gelten sie doch schon seit Generationen. Das Problem der Leistungsorientierung ist komplex. Wenn schon jüngere Kinder selbst einen einzigen Fehler im Diktat als Unglück empfinden, dann steckt dahinter ganz sicher mehr als nur Ehrgeiz. Da kommt ein ganzes Spektrum an druckvollen Gedanken zum Tragen, deren Hintergrund vielleicht auch in einem mangelhaften emotionalen Selbstwertgefühl zu suchen ist. Da nützen dann alle Erfolge auf der kognitiven Ebene und im Verhalten wenig – die machen emotional nur sehr kurzfristig satt. Anders gesagt: Was nützen einem Kind die guten Noten und all die sportlichen oder musikalischen Erfolge, wenn es sich selbst nicht richtig liebt und annimmt? Wenn es sich aber selbst gut leiden mag und mit sich einigermaßen zufrieden ist, dann sind Erfolge etwas Schönes und Fehlschläge unangenehm – aber nichts, was einen vernichten könnte.

Die Leistung, welcher Art auch immer, braucht deshalb eigentlich kein Thema zu sein. Es ist besser, sorgfältig darauf zu achten, was *außerdem* im Leben eines Kindes sonst noch los ist. Fragen Sie als Eltern lieber erst einmal danach als nach der Note in der letzten Arbeit. In vielen Familien gelten emotionale Wünsche als irrational und werden nachrangig behandelt. Sie werden oft nur als Belohnung betrachtet nach dem Motto: Erst die Arbeit, dann das Vergnügen! Dass man es auch umgekehrt sehen könnte, dass nämlich das Vergnügen erst wieder die Energie zum Arbeiten bereitstellt, das wird oft nicht bedacht.

Der andere Fall, dass das familiäre Vergnügen oft genug in Arbeit ausartet, wird nicht bemerkt. So sagte eine Mutter, als ihr schwer an Kopfweh leidender Sohn mit trister Miene berichtete, dass er dreimal in der Woche Chorstunde habe und auch jeden Sonntag zur Kirche gehe: »Man hört ja immer wieder, dass Singen gut ist gegen Kopfweh und, solange es ihm Spaß macht ....«, ohne zu bemerken, dass es ihrem Sohn offensichtlich zu viel geworden war. Solche schleichenden Veränderungen vom Spaß zur Verpflichtung sind uns allen wohlbekannt. Die Bilanz muss aber auf Dauer stimmen. Wenn die Zeit wegen vieler Verpflichtungen und noch zusätzlich wegen der Migräne-Ausfallzeiten knapp wird, dann werden häufig als Erstes die emotionalen Wünsche vernachlässigt. Dann wird die Theater-AG, der Kinobesuch mit den Freundinnen, die Tanzstunde oder einfach das Nichtstun gestrichen, und mit der Zeit geht alles, was das emotionale Selbstgefühl nähren würde, verloren.

All dies gilt natürlich nicht nur für Kopfschmerzkinder – für sie aber in besonderem Maße. Bei anderen Belastungen in der Familie ist es ebenso: Sie reagieren mit dem Kopf, die anderen Familienmitglieder vielleicht ganz anders.

Da wären zum Beispiel Geschwisterrivalitäten, die vielen erstgeborenen Kindern zu schaffen machen. Es geschieht ja nicht selten, dass das zweite Kind *leichtgängiger* ist in dem Sinn, dass es weniger Aufmerksamkeit verlangt und bekommt und mithin auch leichtlebig, unbekümmert, unbeschwert und selbstbewusst durchs Leben geht. Wenn nun das ältere Geschwisterkind, das immer alles recht machen möchte und sich dabei ordentlich anstrengt, merkt, dass die Unkompliziertheit des Kleineren den Eltern viel besser gefällt, gerät es in eine weitere Erfüllungsfalle. Aus dieser paradoxen Not kann es kaum entkommen.

Es gibt auch Familien, in denen sich ein Kind unerträglich anstrengt, ein gutes und *ausreichendes* Kind für seine Mutter zu sein, dann zum Beispiel, wenn die Mutter mit großen Hoffnungen und längere Zeit auf ein weiteres Kind wartet, wenn die Eltern Pflegekinder ins Haus nahmen oder wenn sie nicht aufhören können, um ein verlorenes Kind so zu trauern, sodass sie alles andere, auch das verbliebene Kind, darüber vergessen. So haben diese Kinder das Gefühl, dass sie nicht genügen, und stehen in einem emotionalen Abseits, von dem ihre Eltern nichts ahnen.

Kopfschmerzkinder geraten auch nicht selten in einen Erfüllungsdruck, wenn sie Erwachsenenaufgaben und Verantwortung glauben übernehmen zu müssen, für die sie ihre Kindlichkeit und ihre Regressionsbedürfnisse opfern. Sie werden dafür sehr geschätzt und gelobt, was einen zirkulären Prozess in Gang setzt, der sich selbst aufrechterhält. Etwas Ähnliches geschieht oft in Trennungsfamilien, wenn eines der Kinder – und das ist eben oft das Kopfschmerzkind – versucht, gerechten Ausgleich zu schaffen, es *beiden* Eltern recht zu machen und dafür zu sorgen, dass es beiden Eltern gut geht.

Vor solchen Ereignissen und Entwicklungen kann keiner das Kind schützen. Familien sind bisweilen und manchmal dauerhaft in schwierigen Situationen und überfordert und versuchen dennoch, gut für ihre Kinder zu sorgen. Wenn es gelingt, ein Familienklima zu schaffen, das emotionale Offenheit zulässt, wo es den Kindern möglich ist, zu zeigen und vielleicht auch zu sagen, wie es ihnen geht, ist schon viel gewonnen. Wenn der Körper anstelle des Kindes zeigt und spricht, sollte man hinhören.

6. Das Kopfschmerzkind und seine Lehrer

Wir wünschen uns Lehrer, die selbst Migräne oder andere funktionelle Störungen haben! Denen geben wir das Buch: *Freundschaft mit dem eigenen Körper schließen* und lassen sie dann beruhigt mit sich selbst und den Schülern zusammensein.

Falls ein Lehrer oder eine Lehrerin – Frauen haben ja im Erwachsenenalter häufiger Migräne als Männer – das vorliegende Buch bis hierher gelesen hat, hat sie oder er schon eine ganze Menge nützlicher Sachen erfahren. Das Wichtigste kurz wiederholt: Denken Sie bitte nicht, Sie wüssten, wie es einem Kind geht, oder könnten es ihm an der Nasenspitze ansehen, auch wenn diese plötzlich ganz blass wird. Und glauben Sie bitte auch nicht, das Kind würde es Ihnen sagen, schon gar nicht vor der Klasse. Falls die Eltern Sie darüber aufklären, dass Sie es in dem einen oder anderen Fall mit einem Kopfschmerz-Kind zu tun haben, bedenken Sie bitte, dass sich die Kinder in der Schule ganz anders verhalten als zu Hause.

Weil Lehrer das alles wissen, haben viele von ihnen die Einstellung, man müsse doch in der Schule einen Rahmen haben, in dem Normalität stattfinden kann, und diese Normalität ist von Standards und Regeln geprägt. Die schaffen Sicherheit und Orientierung.

Es ist ein bisschen schade, dass es derzeit nicht mehr viele normale Kinder gibt, ja, dass der Normalitätsbegriff obsolet zu werden scheint. Man kann ihn zwar noch definieren, aber wenn man sich in der Klasse umschaut: Es sind nicht mehr viele Schüler da, die unter diesen Begriff fallen. Was macht man da? Umdenken! Die Nicht-Normalen sind viel interessanter, und man braucht selbst auch nicht so zu tun, als wäre man normal. Das entspannt die Situation und bringt Humor in die Szene: lachen statt ärgern.

Für Kopfschmerzkinder hätte das den Vorteil, dass Lachen entspannt und den Druck im Kopf auflöst. Singen auch – mal zwischendurch ein kleines Lied. Körperübungen mit Atemregulierung ebenfalls – ich denke da an den Qigong-Tiger und den weißen Kranich, der seine Flügel aufspannt und den Morgen begrüßt. Denken Sie dabei bitte nicht nur an Ihre jüngeren Schüler. Auch die älteren und Sie selbst haben was davon – Sie müssen sich nur trauen.

Das eigentliche Umdenken besteht jedoch darin, dass es Ihnen die Arbeit sehr erleichtern und all den nicht der Norm entsprechenden Kindern helfen würde, sich in der Schule wohlzufühlen – was ja eine wichtige Voraussetzung für effektives Lernen ist! –, wenn Sie sich explizit – also sichtbar und hörbar – für die Besonderheit eines jeden Kindes interessieren könnten. Und wenn Sie es dann auch noch fertigbringen, diese Besonderheiten, auch wenn sie Ihnen nicht so passend erscheinen, mit einem freundlichen Augenzwinkern anzusehen und mit einem Kompliment zu konnotieren – nicht ironisch bitte! –, dann werden Sie eine aufmerksame Klasse vor sich haben mit viel weniger Fehlzeiten. Versprochen!

TIPP:

Für Eltern und Lehrer folgt hier noch ein kleiner aber wirkungsvoller Tipp: Schreiben Sie für Ihr Kind oder für ein besonderes Kind einen Geldbeutelbrief und überreichen Sie ihn mit Betonung wie ein Geheimnis: psst, nicht weitersagen!
Geldbeutelbriefe sind kleine, zusammengerollte Zettel, die aussehen wie Lose. Auf diesem Zettel steht ein Spruch – aber bitte nicht: Du bist eine Niete! Sondern etwas, was Sie diesem Kind besonders wünschen oder an ihm besonders mögen.
Diesen Zettel kann das Kind in seine Börse stecken und bei sich tragen.

Geldbeutelbriefe
- Du bist liebenswert – genau so, wie Du bist.
- Du wirst von Tag zu Tag stärker und mutiger
- Du bist neugierig und offen – bleib so!
- Gib gut auf Dich acht! Aber sei nicht zu vorsichtig.
- Du weißt eigentlich ganz genau, was Dir guttut und was Du wirklich brauchst.
- Freu Dich an jedem Tag. Die Sonne scheint immer wieder.
- Es wird alles gut – Du wirst schon sehen.
- Du bist ein ganz besonderer Mensch – bleib, wie Du bist.

7. Direkte und indirekte hilfreiche Strategien

Die Krankengeschichte (Anamnese)

Kopfschmerztherapie zielt darauf ab, die schmerzfreien Zeiten zu vermehren. Deshalb ist die wichtigste Frage, die wir den Kindern und die sie sich selbst stellen müssen: *Wann und unter welchen Bedingungen habe bzw. hatte ich keine Kopfschmerzen?*
Ärzte und die meisten Eltern hätten hier wohl eine andere Frage erwartet: Wann und unter welchen Bedingungen treten die Kopfschmerzen auf und wann sind sie besonders schlimm und beeinträchtigend?
Fast die gesamte medizinische und psychologische Forschung stellt die Frage nach der *Pathogenese* – nicht nur bei Kopfweh, auch bei anderen Erkrankungen und Störungen. Sogar bei psychischen Störungen wird so gefragt. Man geht dabei ganz selbstverständlich davon aus, dass man die Ursache kennen müsse, um therapieren zu können. Bei körperlichen Erkrankungen ist das richtig, bei funktionellen und bei psychischen Störungen nicht.

Eine *pathogen* orientierte Anamnese und Therapie fragt:
→ Wann und in welcher Situation haben die Kopfschmerzen begonnen?
→ Wann sind oder waren sie besonders schlimm?
→ Wer in der Familie hat ebenfalls Kopfschmerzen?
→ Was sind die Auslöser?
→ Wo überall ist Stress?
→ Welche Einschränkungen des täglichen Lebens gehen mit den Schmerzen einher?
→ Wie stark beeinträchtigen sie die Stimmung?
→ Welche Begleitstörungen treten auf?

Wenn man all diese Fragen sorgfältig beantwortet hat, stellt man fest, dass man an den zugrunde liegenden Lebensumständen wenig ändern kann. Die angeborene Disposition, sprich Veranlagung, muss man nehmen, wie sie ist, manche Auslöser, das Wetter zum Beispiel, ebenfalls. Und dass das Leben anstrengend ist, auch für Kinder, wird niemand leugnen wollen. Unter therapeutischen Gesichtspunkten könnte man da leicht auf die Idee kommen, man sollte lernen, mit seinen Schmerzen zu leben – man spricht dann von *Schmerzbewältigung*. Viele Kopfschmerzpatienten fangen an, vorsichtig zu leben, auf vieles zu verzichten, reduzieren die Arbeitszeiten – und werden doch nicht schmerzfrei, sondern leben vielleicht ein wenig bequemer mit ihren Schmerzen zusammen. Kinder und junge Menschen sollten das nicht tun! Die reduzieren so nämlich auch ihre Lebensfreude.

Da es für kleine und große Migräne- und andere Kopfschmerzpatienten zwischen den Anfällen bzw. Kopfschmerz-Episoden immer auch gesunde Zeiten gibt, stellen wir am besten die Anamnesefragen therapeutisch produktiv: *Wie sehen deine schmerzfreien Zeiten aus und wie kannst du sie so ausweiten, dass die Kopfschmerzen bald gar keinen Platz mehr in deinem Leben haben?*

Eine *salutogen* orientierte Anamnese fragt also *auch* und besonders sorgfältig:
→ Wann und wo hast bzw. hattest du die Kopfschmerzen *nicht*?
→ Wo und unter welchen Bedingungen sind sie besser, leichter, kürzer?
→ Wo und wann fühlst du dich vor ihnen sicher?
→ Woran merkst du das?
→ Welche Stimmung hast du dann?
→ Welche Situationen und Sachen tun dir so richtig gut?

Der Begriff der *Salutogenese* geht auf Aaron Antonovsky zurück, der sich die Frage stellte, wie Menschen unter Stressbedingungen gesund bleiben bzw. wieder gesund werden. Bei funktionellen Störungen, auch Kopfschmerzen, geht es darum, das Symptom gar nicht erst entstehen zu lassen, es zu umgehen, es zu vermeiden. Oder, weil das nicht immer möglich ist, das Symptom als Hinweis zu nehmen, dass schnellsten gegenreguliert, d. h. ein Ausgleich geschaffen werden muss.

Die in diesem Buch vorgeschlagenen therapeutischen Strategien schauen nicht auf die Defizite, sie nützen die *Ressourcen* der Kinder und bestärken sie darin, dass sie für sich leichte Wege finden dürfen. Diese sind natürlich sehr individuell!

Wenn Kinder betrachtet und beurteilt werden, so wird immer noch viel zu häufig *Defizitanalyse* betrieben – und die orientiert sich dann oft auch noch an der allgemeinen Normalität:

→ Was kann das Kind – altersentsprechend – nicht?
→ Bei welchen Eigenschaften und Fähigkeiten weicht es von der Norm ab?
→ Wann und wo hat es und macht es Probleme?

Defizit- und Problemanalysen können für Kopfschmerzkinder beschämend sein, weil dabei offensichtlich wird, dass sie nicht *normal* sind. Das merken sie bei jedem Migräne-Anfall selbst, besonders in einer Umgebung, die so etwas nicht kennt, also oft in der Schule oder unter Freunden. Wenn ihr soziales Umfeld oder sie selbst merken, dass sie plötzlich wegkippen, sich nicht mehr auf den Beinen halten können, erbrechen müssen, ist das schon nicht normal. Wenn dann noch Wahrnehmungsverzerrungen beim Sehen und Hören, also Aura-Phänomene, hinzukommen, die sie ja nicht als solche, sondern als Realität erleben, dann könnte man das wirklich leicht für verrückt erklären, zumal man dann oft – und zu Recht – von Halluzinationen spricht, was auch bei Psychosen vorkommt. Also, vielleicht lieber nicht darüber sprechen? Hier sieht man schon, dass wir in Wahrheit nicht wissen, was normal ist, und dass die Definition dessen, was man normal nennt, mit der Mehrheit zusammenhängt, die wir aber überhaupt nicht kennen. Viele Menschen, besonders aber Kinder, achten sehr darauf, so zu tun, als wären sie normal, indem sie sich an den vielen anderen orientieren, die allerdings das Gleiche tun, und so entsteht der Anschein von Normalität.

Eine schwerpunktmäßige oder sogar ausschließliche Problemanalyse, wie sie in vielen Arztpraxen noch an der Tagesordnung ist, würde dem Kind das Gefühl vermitteln, ganz und gar nicht in Ordnung bzw. normal zu sein.

Deshalb ist die *Ressourcenanalyse* mindestens genauso wichtig. Hierbei betrachtet man die Migränekonstitution – inzwischen wissen wir ja, was das ist – aber nicht allgemein, sondern in ihrer *individuellen* Ausprägung und nützt sie. Man muss das *einzelne* Kind anschauen. Ressourcenfragen lauten dann:

→ Was ist an diesem Kind besonders?
→ Welche Eigenheiten hat es?
→ Was kann dieses Kind besonders gut?
→ Was mag das Kind gern, was findet es schön?

Zum Beispiel klagte eine Mutter, dass ihr 10-jähriger Sohn bei seinen Hausaufgaben so furchtbar langsam sei und herumtrödle. Sie war der Meinung, wenn er sich ein wenig beeilen würde, dann wäre er früher fertig und hätte viel mehr Zeit zum Spielen und für seine Freunde. Deshalb drängelte sie ihn immer wieder – eigentlich jeden Tag –, wobei sie sich gegenseitig furchtbar auf die Nerven gingen. Wir empfahlen ihr, während der Hausaufgabenzeit, und nur dann, und zwar langsam, das Buch *Die Entdeckung der Langsamkeit* von Sten Nadolny zu lesen. Es ist nämlich nicht zwingend so, dass aus einer problematischen Konstitution auch eine problematische Entwicklung folgt, die in einen schwierigen Lebensweg mündet. Wenn Kinder ihre Aufgaben in einer Weise tun, die wir als Erwachsene unsinnig oder irrational finden, dann ist es oft gut zu denken, dass wir ihre Motive vielleicht nicht verstehen. Oft können sie einfach nicht anders. Das Herumtrödeln zum Beispiel könnte eine entspannende Funktion haben, ebenso wie Computerspiele oder langes Telefonieren.

Die persönlichen Eigenheiten, wenn sie nicht offensichtlich destruktiv oder selbstdestruktiv sind, sollten mit freundlicher Aufmerksamkeit und Humor beachtet werden, auch wenn manche Leute denken, es wären Marotten. Dann müssten die Kinder nicht später als Erwachsene zu ihren Psychotherapeuten immer noch beschämt sagen: »Ich war immer anders.«

Sie könnten ihre Eigenheiten kultivieren und mit Stolz und Selbstachtung sagen: »Seht her, das bin ich und so bin ich!« So wird die Freude an der Unterschiedlichkeit gefördert, und das Gefühl des Andersseins, das vielen Menschen die Kindheit vergällt, wird umgewandelt und, wie wir in der Psychotherapie sagen, *utilisiert* – also positiv genutzt.

So werden die problematischen Zustände als normal und zum Leben gehörig toleriert. Da das Kind und seine Eltern sie gut kennen, braucht man sich nicht weiter um sie zu kümmern, wenn man erst einmal weiß, wie man am besten auf sie reagiert. Der Fokus der Aufmerksamkeit sollte ab jetzt konsequent darauf gerichtet sein, erfreuliche Zustände, Situationen, Umgebungsbedingungen zu suchen und (wieder-)zufinden. Dabei geht der Blick nach vorne, also in die Zukunft hinein, und richtet sich auf all die Dinge, die in der Zukunft gebraucht werden könnten. Die Zukunft wird mithilfe von Wünschen und der Vorstellungskraft erfunden. Hierfür steht der Konjunktiv: »Was wäre, wenn?..., was würdest du dir wünschen?..., wie sollte es sein? ...« Ich sage immer: »Wenn du dir mal ein Haus bauen willst oder auch nur eine Wohnung suchst, dann musst du zuerst ein Bild in deinem Kopf haben, wie es denn dort sein soll, wie du dort leben möchtest, was unbedingt dazugehören sollte ... Wenn du dir einen Beruf auswählst, dann stell dir vor, wie du dort arbeiten wirst, was für dich wichtig ist, was für ein Bild von dir selbst bei dieser Arbeit in deinem Kopf entsteht. Wenn du es so machst, wirst du dich nicht so leicht verirren auf deinem Lebensweg.«

Es gilt herauszufinden, welche Dinge der Welt für das einzelne Kind Bedeutung und Wert haben (könnten). Wenn wir sagen: Suche, was du wirklich brauchst, so heißt das auch: Lerne unterscheiden, was für dich persönliche Bedeutung hat und was nicht, auch wenn du damit am Mainstream vorbeilaufen solltest. Es heißt aber auch: Es ist schon da, du musst es nur finden.

Auch deine eigenen Ressourcen sind alle schon da, du musst sie nur entdecken und nutzen.

Durch die Anregung von Zukunftsfantasien wird sich der Raum des Vorstellbaren erweitern und wird andererseits der Ballast dessen, was man *wollen soll*, verringert.

Direkte Strategien zur Bewältigung akuter Schmerzen

Bisher zielte alles in diesem Buch darauf ab, Schmerzen zu vermeiden, indem die Kinder auf die Suche nach einem Lebensstil geschickt werden, der es dem Körper ermöglicht, weitgehend kopfschmerzfrei zu sein. Dennoch müssen Schmerzen irgendwie bewältigt werden, wenn sie denn einmal da sind – dann muss man mit ihnen zurechtkommen. Den meisten Menschen fällt dazu nichts weiter ein, als Schmerzmittel einzunehmen. Dagegen ist nichts einzuwenden, falls jemand genau weiß, welches Medikament im Notfall schnell und ausreichend hilft. Die meisten Leute wissen aber auch, dass das auf Dauer keine Lösung ist und der zu häufige und übermäßige Gebrauch von Kopfschmerzmitteln sogar zu Medikamenten-Kopfschmerz führen kann. Bei Kindern kommt das selten vor. Es ist aber wichtig, dass sie wissen, was im akuten Fall zu tun ist, wenn sie nicht entweichen und sich hinlegen können.

Pfefferminzöl zum Einreiben an den Schläfen, immer etwas zu trinken, eine Tablette in der Tasche, eine passende Ausrede aus dem Ausredensack sind gute Nothelfer.

Und dann gibt es noch ein paar Imaginationsübungen, die ein Kind auf Lager – also im Kopf – haben könnte, wovon hier zwei empfohlen werden. Diese Übungen gehen auf Daniel P. Kohen zurück, sind leicht zu lernen und haben sich gut bewährt

ÜBUNG: EIN DREHSCHALTER FÜR DEN SCHMERZ

Stell dir vor deinem inneren Auge einen handlichen, stufenlos regulierbaren Drehschalter vor. Konstruiere ihn in einem Material, das du gern in die Hand nimmst … gib ihm eine Form, die dir gut in der Hand liegt … und male ihn mit einer passenden Farbe an … du kannst auch draufschreiben: Schmerz-Schalter. Dieser Drehschalter ist zum Ausschalten von Kopfschmerzen gemacht, er gibt einen schönen Ton von sich, wenn du ihn bewegst.

Suche einen Platz für den Schalter, wo du ihn immer bei dir haben kannst, vielleicht irgendwo in deinem Körper, vielleicht anderswo, aber merke dir den Ort, damit du ihn gleich findest, wenn du ihn brauchst.

Der Schalter lässt sich leicht drehen – in beide Richtungen. Und wenn du wieder einmal Kopfschmerzen hast, dann achte genau darauf, in welche Richtung du ihn drehen musst, damit er den Schmerz nach und nach ausschaltet. Drehe ihn langsam. Du kannst später, wenn du schon Übung hast, auch versuchen, den Schmerz auszuknipsen, wenn du den Schalter ganz schnell drehst. Aber fang erst mal langsam an und spüre, wie beim Drehen des Schalters der Schmerz nach und nach weniger wird und vergeht. Es kann auch sein, dass dein Schalter beim Drehen in die Aus-Richtung einen anderen Ton von sich gibt, der bei jeder Umdrehung immer leiser wird, während die Schmerzen heruntergefahren werden. Und du kannst den Schalter so lange drehen und seine Töne so lange hören, bis die Schmerzen ganz ausgeschaltet sind und sich in deinem Kopf ein gutes Gefühl ausgebreitet hat.

Manche Kinder mögen es lieber, die Schmerzen aus ihrem Kopf herauszulassen. Für sie, und besonders die Techniker unter ihnen, eignet sich folgende Übung:

ÜBUNG: SCHMERZ-ABLEITUNG

Geh mit deiner Aufmerksamkeit in deinen Kopf hinein, dorthin, wo er wehtut. Schau dir die schmerzende Stelle in deinem Kopf einmal an: Wie groß ist sie? Ist sie umgrenzt? Welche Farbe hat sie?

Nun lege an diese Stelle ein paar Leitungen, durch die die Schmerzen aus deinem Kopf herausfließen können. Du kannst eine Leitung legen oder mehrere – dicke und dünne, in verschiedenen Farben. Führe die Leitungen, vielleicht sind es auch dicke und dünne Schläuche, so durch deinen Körper, dass sie genügend Platz haben, und lass sie einen Ausgang finden, wo der Schmerz leicht hinausfließen kann.

Probiere einfach mal aus – wo geht es leicht, an den Händen und Fingern, an den Füßen und Zehen ... oder ganz woanders?

Wenn du deine Leitungen gut verlegt hast, schau noch mal nach, ob alle frei und durchlässig sind. Nun geh mit deiner Aufmerksamkeit wieder in deinen Kopf und fang an, die schmerzende Stelle abzusaugen. Denn in den Leitungen und Schläuchen entsteht ein kleiner Sog, der die Schmerzen hinunter- und hinaustransportiert. Lass sie hinausfließen.

Und wenn du keine Schmerzen mehr hast, kannst du diese Leitungen trotzdem noch benutzen, falls in deinem Körper irgendwo etwas ist, was du dort gerade gar nicht gebrauchen kannst und gar nicht haben willst: schlechte Stimmung, ärgerliche Gedanken, Wut in deinem Bauch und andere Dinge, die dir nicht guttun und die du loswerden willst: Hinaus damit! Bis du dich gut und leicht fühlst.

Das Schmerz-Tier ist eine Imaginationsübung, die Kinder gern benützen. Sie macht den Schmerz sichtbar und gibt ihm Form in Gestalt eines Tieres.

ÜBUNG: MEIN SCHMERZ-TIER

Geh einmal mit deiner Aufmerksamkeit in deinen Körper hinein und suche dort nach deinem Schmerz-Tier. Schau mal nach, wo es wohnt, in deinem Kopf an der schmerzenden Stelle oder an einem anderen Ort in deinem Körper? Rufe es und bitte es, dass es hervorkommt und sich zeigt, weil du mit ihm sprechen möchtest.

> Wie sieht es aus? ... Welche Gestalt hat es? ... Wie schaut es dich an? Bitte es, dir seinen Namen zu sagen.
>
> Wo kommt es her? ... Wieso hat es sich zurzeit diesen Platz bei dir zum Leben ausgesucht? ... Möchte das Schmerz-Tier dir etwas sagen oder erzählen? Möchtest du etwas von ihm wissen?
>
> Hat das Tier einen Wunsch an dich? Gibt es etwas, was es braucht, was du ihm geben kannst, was du für es tun könntest?

Und nun triff mit deinem Schmerz-Tier eine Vereinbarung, mach ihm einen Vorschlag: Sag ihm, dass du weißt, dass es intelligent ist und dir nur dann wehtut, wenn es merkt, dass etwas für dich nicht gut ist. Sag ihm, dass du es gut findest, dass es für dich sorgt – weil du selbst so viele andere Sachen zu tun hast und oft nicht merkst, was gerade wieder los ist. Sag ihm auch, dass du weißt, dass es am liebsten schläft und gern einen ruhigen Ort bei dir hätte. Dann fühlt sich dein Schmerz-Tier verstanden und du kannst ihm einen Auftrag geben: Bitte es, gut auf dich aufzupassen, und wenn etwas nicht in Ordnung ist, soll es dich warnen und laut rufen – nicht immer gleich mit Schmerzen! Frag es, ob es auch noch etwas anderes kann.

Wenn du seine Warnung gehört hast, dann darf es sich wieder zurückziehen und still sein. Frag es, ob es deinem Vorschlag zustimmt – wenn nicht, was es sonst noch von dir möchte. Hör gut zu! Es könnte sein, dass es eines Tages für dein Schmerz-Tier überhaupt nichts mehr zu tun gibt, und wenn es anfängt, sich sehr zu langweilen, dann kannst du dich bei ihm bedanken und ihm erlauben, sich einen interessanteren Ort zum Leben zu suchen.

Aber fürs Erste, lass es noch eine Weile bei dir wohnen, es ist ein guter Wächter.

Es gibt andere Strategien, die die meisten Kinder von selbst praktizieren: Sie gehen mit ihrer Aufmerksamkeit weg von ihrem Schmerz, gehen ganz aus ihrem Körper heraus. Sie träumen sich weit weg – dissoziieren sich – zum Beispiel an einen angenehmen Ort. Die Reise an einen guten Ort – wie sie weiter unten in eine der Entspannungsübungen eingebaut ist – eignet sich gut zur Ablenkung von den Schmerzen und zur Konzentration auf angenehme Empfindungen.

Wer sich für weitere Übungen zur hypnotischen Schmerzkontrolle interessiert, findet in dem Lehrbuch der Kinderhypnose von Karen Olness und Daniel P. Kohen vielfältige Anregungen.

Mein Körper und ich

Menschen mit Kopfschmerzen wohnen vor allem in ihrem Kopf. Bei manchen Erwachsenen hat man den Eindruck, dass zwischen dem Körper und dem Kopf – also am Hals – eine kleine Lücke ist, als wären Körper und Kopf nicht so richtig verbunden. Wenn man von einem Menschen sagt, dass er in der Not kopflos reagiert, weil man in einer Notsituation oft gar nicht mehr denken kann, so könnte man umgekehrt sagen: Kopfschmerzmenschen gehen weitgehend körperlos durch ihr Leben, was aber eigentlich nicht geht – Beine braucht man dazu unbedingt. Dass so etwas schon Kindern passieren könnte, können wir uns kaum vorstellen. Wenn es allerdings immer der Kopf ist, der sich bemerkbar macht, kommt in der Selbstwahrnehmung der restliche Körper bald zu kurz. Deshalb muss ihm zu seinem Recht verholfen werden, damit er gehört wird, wenn ihm etwas nicht passt. Er muss sagen dürfen, wie es ihm geht und was ihm guttut.

Die folgende Entspannungsgeschichte soll das Kind für die Wahrnehmung seines Körpers sensibilisieren, um zu merken, was der Körper sagt und braucht. Dabei wird die Aufmerksamkeits-Fokussierung auf den Kopf unterbrochen, und das Kind lernt, auf die leise Stimme des Körpers zu hören, die Wohlbefinden signalisiert.

Die *Körperreise* ermöglicht dem Kind eine angenehme Kontaktaufnahme mit dem eigenen Körper. Zusätzlich ein *Körperschema* zu verwenden wäre gut, aber keine Voraussetzung.

Das *Körperschema* ist eine Umrisszeichnung, und dafür muss man zu zweit sein: Das Kind liegt auf dem Rücken auf einem robusten Papier – ein Stück Tapetenrolle eignet sich gut. Der andere zeichnet mit Kreide den Körperumriss – allein geht das nicht. Dann wird die Körperzeichnung beiseite gelegt, und man macht sich auf die *Körperreise*.

ÜBUNG: KÖRPERREISE

Heute machen wir uns auf eine Rundreise – durch den eigenen Körper.

Leg dich ganz bequem hin. Vielleicht auf den Rücken, oder such dir eine andere gute Lage, deck dich vielleicht zu, und wenn du magst, schließe deine Augen. Wenn du sie offen lassen möchtest, dann such dir einen Punkt in der Umgebung und schau ihn an.

Vielleicht hast du schon mal die Erfahrung gemacht, dass es leichter ist, etwas im eigenen Körper zu spüren, wenn die Augen geschlossen sind, dann kann man nämlich besser nach innen schauen. Du kannst aber auch noch eine Weile warten, bis deine Augenlider immer schwerer und schwerer werden und dann von ganz allein zugehen ...

Und dann achte mal darauf, was dir von dem, was ich sage und vorschlage, gefällt und guttut. Alles andere darfst du einfach überhören und vergessen. Und möchtest du unterwegs an einem Ort in deinem Körper noch bleiben, so machst du das einfach, ganz egal, was ich weiter erzähle ...

Und nun spüre noch einmal, ob du es bequem hast.

Bevor du startest, suche dir aus, wie du reisen möchtest, zu Fuß, mit dem Auto, mit dem Motorrad oder zu Schiff auf einem Fluss oder einfach mit deiner Aufmerksamkeit ... und los geht die Reise.

Geh mit deiner Aufmerksamkeit in deine Hände und spüre, wie sie sich anfühlen. Du kannst ein wenig die Finger bewegen – sind deine Hände und Finger warm? Oder kühl? Oder weich? Oder wollen sie gern etwas zu tun haben? Oder einfach nur daliegen und faul sein? Schau mal: welche Farbe hätten deine Hände, wenn sie eine Farbe hätten? Vielleicht haben sie ja eine? Vielleicht gibst du ihnen eine Farbe?

Und von den Händen gehst du nun mit deiner Aufmerksamkeit hinauf in die Arme ... und auch deine Arme kannst du, wenn du magst, erst ein wenig bewegen, um zu spüren, wie sie sich anfühlen. Und du kannst auch mal vergleichen. Fühlt sich der rechte Arm anders an als der linke Arm? Oder fühlen sich beide gleich an? Und welche Farbe haben deine Arme?

Von den Armen geht die Reise weiter zu deinen Schultern. Magst du sie ein wenig bewegen? Wie fühlen sich deine Schultern an? Bräuchten sie noch ein wenig mehr Bewegung? Oder nicht? Gib ihnen, was sie brauchen.

Von den Schultern geht es weiter hinauf zu deinem Gesicht. Spür mal dein Gesicht und schau es gleichsam von innen her an: Wo sind deine Wangen, der Mund, deine Nase und wo sind deine Ohren angewachsen? Haben sie Farben? Und wie ist es, wenn du hinter deinen geschlossenen Augenlidern deine Augen in deinem Gesicht umherwandern lässt? Lass dein Gesicht ganz still werden und spüre, wie es sich anfühlt, wenn du ganz langsam ausatmest.

Nun geht die Reise wieder in deinen Körper hinein und hinunter: in den Brustraum, der sich mit dem Atmen hebt und senkt – fühlt er sich wohl?

Und von dort zu deinem Rücken. Kannst du spüren, wo dein Rücken die Unterlage berührt? Was spürst du da? Kannst du sehen, welche Farbe dein Rücken hat?

Dann geht es weiter in deinen Bauch hinein, das ist eine große warme Höhle – die Bauchhöhle –, und du kannst deinen Bauch mal selbst ein bisschen bewegen, indem du tief einatmest und dann ganz gemächlich wieder ausatmest, sodass dein Bauch erst weit und dick ist und dann wieder einsinkt und ganz flach wird. Wie geht es deinem Bauch? Ist er zufrieden, warm und weich? Oder leer und hungrig? Oder ganz anders?

Welche Farbe hat er innen drin? Und außen herum?

Es kann auch sein, dass du vielleicht in deinem Bauch ein Geräusch hörst, gerade in dem Moment, in dem du jetzt darauf achtest.

Und dann geht es weiter hinunter in die Beine. Vielleicht magst du deine Beine ein bisschen bewegen, um sie deutlicher zu spüren. Wie fühlen sich deine Beine an? Du kannst sie auch miteinander vergleichen. Fühlt sich das rechte Bein anders an als das linke – oder beide gleich? Und welche Farbe haben deine Beine?

Und nun zu den Füßen, ganz da unten. Du könntest, wenn du möchtest, die Zehen ein wenig bewegen. Sind deine Füße warm? Haben sie einen Wunsch? Und welche Farbe haben sie?

Nun bist du einmal durch deinen ganzen Körper gereist und kannst noch ein wenig in ihm herumwandern, in ihm verweilen und da und dorthin schauen. Und vielleicht gibt es in deinem Körper einen Ort, an dem du noch ein bisschen bleiben möchtest, weil es dort so angenehm war. Vielleicht will dir dein Körper auch noch mit seiner leisen Stimme etwas sagen – dann nimm dir Zeit zum Zuhören ...

Und nun ist die Reise zu Ende, und wir wecken deinen Körper schön langsam wieder auf. Vielleicht könntest du deinem Körper noch sagen, dass du ihn von Zeit zu Zeit mal wieder besuchen kommst – das freut ihn nämlich.

Nun also zum Aufwecken: Lass deine Augen noch geschlossen, weil du so besser spüren kannst, wie dein Körper nach und nach wieder wach und fit wird.

Bewege deine Finger und mache Fäuste mit deinen Händen, strecke und räkle deine Arme. Zapple mit den Zehen und den Füßen, strecke die Beine und spanne die Waden an. Ziehe den Bauch ein und wieder heraus, mach einen Buckel mit deinem Rücken und bewege deine Schultern. Und wenn du gähnen musst, dann gähne so richtig ausgiebig wie ein Löwe ...

Und irgendwann gehen auch deine Augen von allein auf und schauen ganz klar und hell in die Welt hinaus.

Wenn du möchtest, dann bleib noch ein bisschen liegen und träume vor dich hin, bis du wieder ganz wach bist.

Nun sag: Wie war die Reise? War es leicht oder schwierig? Wo hat es sich angenehm angefühlt, wo eher ungut? Wie bist du gereist?

Die Wahl des Reisegefährts und der Reisegeschwindigkeit korrespondiert sehr oft mit dem Lebenstempo des Kindes.

Franziska (10 Jahre) nahm sich immer für alles viel Zeit und machte alle ihre Aufgaben mit Sorgfalt, Genauigkeit, ja Perfektion. Sie spazierte langsam mit ihrem Hund durch ihren Körper.

Christopher (10 Jahre) hingegen, ein sehr quirliger Kerl, der Aufgaben gern zügig erledigte, brauste mit einem schwarzen Motorrad durch seinen Körper.

Wenn vor der Körperreise ein Körperschema gezeichnet wurde, sollte es jetzt gleich ausgemalt werden. Dazu braucht man eine ganze Schachtel voll bunter Malkreiden.

Eine andere Art, den eigenen Körper kennenzulernen, sind einfache Feldenkrais-Übungen, die von Eltern oder Lehrern angeleitet werden können, auch wenn sie Laien auf diesem Gebiet sind.

ÜBUNG: WIE BREIT IST DEIN MUND? WIE GROSS IST DEIN KOPF?

Setze dich einmal auf einen Stuhl vor einen Spiegel und schließ die Augen. Nun streckst du beide Arme zuerst seitlich aus und zeigst mit deinen Zeigefingern nach links und rechts. Halte die Augen fest geschlossen, wenn du nun die beiden Zeigefinger aufeinanderzuführst, und zwar bis dorthin, wo du deine Mundwinkel vermutest. Und nun zeigen deine Finger, wie breit dein Mund ist. Bist du so weit?

Dann kannst du deine Augen öffnen und im Spiegel sehen, wie dich dein Gefühl geleitet hat. Hast du einigermaßen richtig geschätzt? Oder kam dir dein Mund breiter vor? Oder kleiner?

Die gleiche Übung kann man wiederholen mit der Größe des Kopfes (Scheitel bis Kinn), Abstand der Ohren, Breite der Schultern und anderen körperlichen Distanzen.

Wir glauben, unseren Körper gut zu kennen, und liegen doch manchmal ziemlich daneben. Es lohnt sich, ihn zu entdecken.

SENSIBILITÄTSÜBUNG: ÜBUNG ZU ZWEIT

Wenn man sich zu zweit hintereinandersetzt, dann kann einer mit dem Finger auf den Rücken des anderen schreiben: Buchstaben, Zahlen, Figuren. Keine zu schwierigen Sachen!

ÜBUNG: AUCH DER KÖRPER HAT GEWOHNHEITEN

Setzt dich mal in den Schneidersitz. Welches Bein ist oben? Das rechte? Das linke? Nun steh wieder auf und setze dich andersherum: das untere Bein diesmal nach oben.

Wie fühlt sich das an? Komisch? Ungewohnt? Instabil?

Es ist genau die gleiche Bewegung, und doch macht unser Körper immer wieder das, was er sich angewöhnt hat. Bei den ganz kleinen Kindern macht das noch überhaupt keinen Unterschied, welches Bein sie unterschlagen – mal das rechte, mal das linke. Erst im Laufe der Zeit gewöhnt man sich eine bestimmte Haltung und Bewegungsfolge an, und der Körper vergisst die anderen Varianten.

Das Gleiche kannst du mit Armverschränken, Däumchendrehen, Händefalten ausprobieren.

Und was sagt uns das? Dein Körper macht das Gleiche wie du selbst.

Wenn du dir angewöhnt hast, in bestimmten, vielleicht schwierigen Situationen die Zähne zusammenzubeißen, durchzuhalten, dich anzuspannen, still zu sitzen, den Mund zu halten, Ja zu sagen statt Nein – dann geschieht das ganz automatisch und du kommst vielleicht nicht auf die Idee, dass du eine andere Variante wählen könntest.

ÜBUNG: JA UND NEIN

Manchmal ist es ja so, dass man etwas will und gleichzeitig auch wieder nicht. Ich denke da zum Beispiel an Klassenarbeiten. Bei mir war das immer so, dass ich sie schon gerne erledigt haben wollte, damit ich sie hinter mir hatte und nicht mehr dran denken musste. Andererseits habe ich mich auch immer gefreut, wenn sie mal ausgefallen sind, weil der Lehrer krank war oder sonst was dazwischengekommen war. Aber dann war es mir doch wieder nicht recht, weil ich dann weiter daran denken musste, dass ich sie ja noch vor mir hatte. Kennst du so was auch?

Ich zeige dir eine Übung, die man machen kann, wenn man was will und doch nicht will. Setz dich bequem hin und dreh deinen Kopf nach rechts – nur so weit, wie es leicht geht. Und nun drehst du deinen Kopf nach links, nickst dabei und sagst: Ja, Ja, ... Bei jedem Nicken.

Und wenn du kurz vor der linken Schulter angekommen bist, fängst du an, den Kopf leicht zu schütteln und Nein zu sagen. Das machst du weiter, während du deinen Kopf nun nach rechts drehst – und kurz vor der rechten Schulter wechselst du wieder.

Natürlich kannst du auch andersherum anfangen.

Diese Übung hilft, Ambivalenzen leichter auszuhalten, und hat den guten Nebeneffekt, dass sich die Kiefergelenke und der Schulter-Nacken-Bereich entspannen.

Näheres über Feldenkrais und weitere einfache Übungen finden sich in dem Buch »Feldenkrais – Kurz und Praktisch« von Rainer Wilhelm (1997).

Entspannungsübungen

ÜBUNG: MUSKELENTSPANNUNG

Mach es dir bequem.

Leg dich auf eine weiche Unterlage, vielleicht brauchst du ein kleines Kissen für deinen Kopf? Und vielleicht eine Decke? Besorge dir zuerst einmal, was du brauchst, um dich wohlzufühlen.

Nun lass deine Arme bequem neben deinem Körper liegen, strecke deine Beine aus und lass deine Füße locker nach außen fallen, gerade so, wie sie fallen möchten.

Genieße es, ganz bequem und weich zu liegen, und wenn du magst, kannst du deine Augen zufallen lassen – denn mit geschlossenen Augen ist es leichter, in den Körper hineinzufühlen.

Wenn du deine Augen lieber offen lassen möchtest, such dir etwas in deiner Umgebung aus, was du anschauen möchtest .... und sollten deine Augenlider irgendwann müde und schwer werden, dann erlaube ihnen, zuzufallen, wenn der richtige Zeitpunkt da ist.

Achte darauf, was du für deine Entspannung gut gebrauchen kannst ... Und alles, was du nicht brauchen kannst, das kannst du einfach überhören und vergessen.

Und jetzt geht's los.

Geh mit deiner Aufmerksamkeit in deine beiden Hände und frag deine Hände, ob sie gern eine Faust machen würden. Wenn du den Eindruck hast, das hätten sie gern, dann mach mit beiden Händen Fäuste, und wenn du gern noch mehr Anspannung hättest, dann ziehe die Fäuste hoch zu deinen Schultern. Halte die Anspannung und spüre sie.

Wenn deine Hände und Arme dir innerlich sagen: »Ach ne, lieber nix tun!«, dann erlaube deinen Händen und Armen, liegen zu bleiben und einfach nur faul zu sein.

Wenn du die Hände und Arme angespannt hast, dann spüre mal, wie es sich anfühlt, und achte darauf, wann sie genug von der Anspannung haben und wieder loslassen möchten. Dann lass deine Arme und Hände ganz weich werden und lege sie bequem ab.

Achte darauf, dass du langsam und gemächlich ausatmest, und spüre dabei deine Arme und deine Hände. Spüre auch, wie sich deine Handinnenflächen anfühlen, wo deine Finger sind und die beiden Daumen.

Lass deine Arme und Hände bequem liegen … während du mit deiner Aufmerksamkeit hinaufgehst in dein Gesicht. Und schau dir mit deinen inneren Augen dein Gesicht wie von innen her an: Wo ist deine Nase? Deine Wangen? Wo sind die Ohren angewachsen? Wie fühlt sich dein Mund an und wie deine Stirn? Und nun frag dein Gesicht, ob es ein bisschen Bewegung gebrauchen könnte? Wenn ja, dann kannst du dich mal fühlen, wie ein Clown, der ein paar Grimassen schneidet. Der Clown legt seine Stirn in Falten, kneift die Augen vorsichtig zusammen, rümpft die Nase, beißt die Zähne aufeinander und macht mit seinen roten Lippen einen ganz breiten Mund – oder macht er einen spitzen Mund?

Wenn dein Gesicht lieber still sein und nichts tun will, auch keine Grimassen schneiden, dann erlaube es ihm – und lass es bei einem langsamen Ausatmen ganz still werden.

Und genau das tust du auch, wenn du gerade dein Gesicht angespannt hast.

Und nimm dir Zeit zum Nachspüren und achte darauf, wie es sich anfühlt, wenn alle Muskeln gelöst sind.

Deine Hände, Arme und dein Gesicht ruhen sich nun schon aus … während du mit deiner Aufmerksamkeit zu deinen Schultern gehst. Du kannst nun deine Schultern leicht nach hinten ziehen und sie nach unten drücken – aber nur so stark, wie es dir angenehm ist. Und während du anspannst, lass den Atem kommen und gehen. Spüre, wann dein Körper die Anspannung wieder loslassen möchte, und gib beim nächsten, langsamen Ausatmen nach. Mach dich ganz breit und lass dich tief in deine Unterlage einsinken. Nimm dir Zeit und spüre deine Schultern und deinen Körper. Und währenddessen … kannst du mit deiner Aufmerksamkeit hinunterwandern in deinen Bauch. Dein Bauch ist warm und weich und du kannst dir, wenn du möchtest, vorstellen, dass ein liebes Tier darauf liegt oder, falls es ein großes Tier ist, seinen Kopf auf deinen Bauch legt. Fühlst du das leichte Gewicht auf deinem Bauch und seine Wärme? Du kannst es ein bisschen streicheln und das weiche Fell in deiner Hand spüren. Und dann merkst du, dass das Lieblingstier müde geworden ist, so müde, dass ihm ganz allmählich die Augen zufallen, wie es so ganz zufrieden und schläfrig daliegt. Und du merkst, wie sich sein Bauch beim Atmen sanft auf und ab bewegt. Jedesmal wenn es einatmet, hebt sich der Bauch ein wenig und senkt sich wieder beim Ausatmen.

Und vielleicht spürst du, wie sich auch dein Bauch beim Einatmen ein wenig hebt und beim Ausatmen wieder senkt. Vielleicht mag das Lieblingstier noch eine Weile bei dir bleiben und sich mit dir zusammen ausruhen ...

Während du mit deiner Aufmerksamkeit weit hinunterwanderst durch deine Beine zu deinen Füßen. Spüre mal, ob deine Beine und deine Füße jetzt eine Anspannung brauchen könnten. Wenn ja, dann ziehe deine Füße so mit den Zehen nach oben, dass auch die Wadenmuskeln angespannt sind. Und wenn du dazu noch die Oberschenkel anspannst, dann macht auch der Po-Muskel mit. Spür mal, wie sich das anfühlt, und halte die Anspannung nur so lange, wie es dir und deinen Beinen angenehm ist. Dann kannst du beim langsamen Ausatmen von oben nach unten alle Anspannung herausfließen lassen ... deine Füße fallen wieder leicht zur Seite, und deine Beine und dein Po liegen wieder breit und bequem da ...

Und achte auf das angenehme Gefühl, wenn dein ganzer Körper locker und gelöst ist. Genieße dieses schöne Gefühl.

Lass dieses wohlige Gefühl fließen ... durch deinen ganzen Körper,
wie eine warme Welle aus Sonnenlicht,
wie eine warme Welle aus Wasser.
Lass diese Welle fließen ... in deine Arme und Hände, bis in die Fingerspitzen,
in dein Gesicht ... in deinen Hals und deinen Nacken,

in deine Schultern ... den ganzen Rücken hinunter,
in deinen Bauch,
in deine Beine ... bis in deine Füße und in die Zehenspitzen.

Und nun beende ganz langsam die Entspannung, indem du zuerst dein Tier aufweckst, es streichelst und ihm sagst, dass jeder von euch jetzt wieder seiner Wege gehen wird.

Und dann wecke ganz langsam deinen Körper wieder auf – aber lass deine Augen noch zu.

Mach Fäuste mit deinen Händen, recke und strecke deine Arme.

Zapple mit den Füßen und strecke deine Beine, spann den Po an ... und räkle dich wie eine Katze.

Und dann wecke auch deine Augen auf, indem du deine Hände zuerst mit den Handflächen auf dein Gesicht legst und dann mit deinen Fingern die Augenbrauen zu den Schläfen hin streichst. So lange, bis sich deine Augen von selbst öffnen.

Nun bist du hellwach, gesund und munter und voller neuer Energie.

ÜBUNG: DIE REISE AN EINEN SCHÖNEN ORT

Geh mit deiner Aufmerksamkeit an einen schönen Ort. Das kann ein Ort sein, wo du schon einmal warst, den du kennst – oder ein Ort in deiner Fantasie. Es ist ein Ort, wo du dich wohlfühlst, wo es dir gut geht, wo du dich ganz sicher und geborgen fühlst.

Schau dich da mal um – was gehört zu diesem Ort dazu? – Was siehst du da? – Gibt es Geräusche? – Gerüche?

Und spür einmal die gute Atmosphäre dieses Ortes. Wie fühlst du dich, wenn du dort bist, an diesem guten Ort? Und wo in deinem Körper kannst du spüren, wie gut es ist, da zu sein?

Bleibe eine Weile da und genieße es. Nimm dir Zeit, all das zu tun oder zu lassen, was man an diesem schönen Ort tun und lassen kann.

Und wenn der richtige Zeitpunkt gekommen ist, dann verabschiede dich von deinem schönen Ort und versprich ihm, dass du mal wieder vorbeischaust und ihn besuchen kommst. Denn dieser Ort gehört dir und er wartet darauf, dich wieder bei sich zu haben.

Und so kannst du in aller Ruhe wieder zurückkehren, in deinen Körper, der hier geblieben ist und auf dich gewartet hat. Schlüpfe mit deiner Aufmerksamkeit in ihn hinein, erfülle ihn mit deiner Gegenwart, sag ihm, »ich bin wieder zu Hause«, und wecke ihn langsam und sorgsam wieder auf. Und zum Schluss öffne deine Augen, damit sie klar und hell wieder in die Welt hinausschauen.

Bei der nächsten Übung ist es wichtig, dass das Kind schon mit Entspannung vertraut ist und weiß, wie sich sein Körper dabei anfühlt.

ÜBUNG: DIE SCHNELLE WELLE

Setze oder lege dich bequem hin ... und geh mit deiner Aufmerksamkeit langsam von außen nach innen hin zu dir und deinem Körper ... du kannst deine Augen dabei offen lassen oder schließen.

Richte nun deine Aufmerksamkeit auf einen Punkt auf deiner Stirn zwischen den Augenbrauen ... Und male, wenn du möchtest, dorthin einen dicken Punkt in deiner Lieblingsfarbe.

Ziehe nun deine Stirn und dabei auch diesen Punkt vorsichtig ein wenig kraus ... und lass dann wieder los und locker, sodass auch der bunte Punkt auf deiner Stirn ganz locker und weich wird.

Nun kannst du spüren, wie ein wohliges Entspannungsgefühl wie eine angenehme Welle, ganz langsam oder schnell – gerade so, wie du es gut findest – von deiner Stirn her abwärts durch deinen ganzen Körper wandert ... von oben nach unten, bis zu den Zehenspitzen.

Wenn die Welle in deinen Füßen angekommen ist, dann spür mal, wie dein ganzer Körper wohlig gelöst ist, vielleicht auch warm, weich, ein bisschen schwer oder leicht.

Wenn du möchtest, dann lass noch eine zweite Welle von deiner Stirn abwärts bis zu den Füßen fließen ...
Und spüre das angenehme Gefühl, das sich dabei in dir ausbreitet.
Später dann beende die Übung. Bewege zuerst deine Hände, mach Fäuste, strecke die Arme, zapple mit den Füßen, bewege die Beine und strecke und recke dich. Und wenn sich dann deine Augen von selbst wieder öffnen, dann bist du wach und fit.

Viele schöne Entspannungsgeschichten und -übungen finden sich in den Büchern von Else Müller (z. B. *Mit dem Mondlicht um die Wette*) und Klaus Vopel (z. B. *Bewegung im Schneckentempo*). Dort gibt es auch Anleitungen für *Entspannung in Bewegung* für motorisch unruhige Kinder.

Abschließende Gedanken

Wie bei allen funktionellen Störungen, die im Körper in Erscheinung treten – auch der Kopf ist ein Körperteil! –, haben wir es mit dem sensiblen Nervensystem eines sensiblen Menschen zu tun. Solche Menschen tun sich in einer unsensiblen Umgebung, die »eigentlich« psychisch »robuste« Menschen bevorzugt, früher oder später schwer – außer, wenn sie rechtzeitig lernen, ihrem eigenen Naturell entsprechend zu leben. Ich würde vorschlagen, lieber früher, also schon in der Kindheit, damit anzufangen, damit nicht später, wenn die Belastungen zunehmen, sich schon zu viele unbekömmliche Gewohnheiten verfestigt haben. Es handelt sich in diesem Buch bei den Vorschlägen für ein leichtes und bekömmliches Leben nicht um therapeutische Maßnahmen, sondern um den begründeten Rat, dem eigenen Naturell entgegenzukommen und ihm entsprechende Lebensformen zu finden, die gesund erhalten. Dann steht der angepassten Leistungsfähigkeit und einem guten Lebensgefühl nichts im Wege. Wenn dennoch hin und wieder Störungen in Form von Kopfschmerzen dazwischenfunken, ist das nichts anderes als ein Hinweis, über die eigene Lebensführung nachzudenken und passende Ausgleichsbewegungen zu unternehmen. Manchmal muss man vielleicht sogar einen Richtungswechsel vornehmen, d. h. ganz etwas anderes tun als bisher. Der Körper, in unserem Fall der Kopf, wird einem sagen, ob die Richtung (noch) stimmt, indem er schweigt und uns in Ruhe lässt.

In diesem Sinne wünsche ich allen Kindern und Jugendlichen, dass ihr Kopf sie künftig nicht mehr so oft – und mit der Zeit vielleicht überhaupt nicht mehr – beim Leben stört.

Dipl.-Psych. Hanne Seemann, Psychologische Psychotherapeutin,
Spezielle Schmerzpsychotherapie
Mönchsbergstr. 62, 68789 St. Leon-Rot, Tel. 0 62 27-358 40 75
Mail: hanneseemann@t-online.de

Zitierte Literatur

Gerber, W-D., Gerber von Müller, G. (2003) *Kopf- und Bauchweh bei Kindern.* Bergisch Gladbach: Verlagsgruppe Lübbe

Lykaitis, M. (1986) *Migräne im Kindesalter.* Frankfurt: Verlag Peter Lang

Pothmann, R. (1999) *Kopfschmerz im Kindesalter.* Stuttgart: Hippokrates

Sacks, O. (2004) *Migräne.* Reinbek: Rowohlt

Seemann, H., Franck, G., Verres, R. (2002) *Chronifizierungsprävention primärer Kopfschmerzen im Kindesalter.* Evaluation hypnotherapeutischer Gruppentherapie bei Migräne und Spannungskopfschmerzen. Zeitschrift Kindheit und Entwicklung. Schwerpunkt Somatoforme Störungen. Göttingen: Hogrefe

Seemann, H., Luka-Krausgrill U., Pothmann, R., Gerbershagen, H.U. (2002) *Kopfschmerz bei Kindern und Jugendlichen.* Informationen für Eltern. Oberhausen: Verlag Karl Maria Laufen

Nützliche Hinweise und Adressen

Das Buch von Dr. med. Dipl.-Psych. Hartmut Göbel »Migräne und Kopfschmerzen. Hilfe zur Selbsthilfe: Schmerzattacken lindern und behandeln« (Südwest-Verlag) enthält auch praktische Ratschläge, z. B. »10 goldene Regeln für Migränepatienten« und Hinweise auf CDs mit Entspannungsübungen vom Autor.

Im o.g. Buch von Wolf-Dieter Gerber und Gabriele Gerber von Müller »Kopf- und Bauchweh bei Kindern« finden sich verschiedene Formen von Kopfschmerz-Tagebüchern, die sehr gute Hilfsmittel sind, um sich einen Überblick über Häufigkeiten der Kopfschmerzen und Fehlzeiten zu verschaffen. Solche Tagebücher geben auch die meisten Kinderärzte, die sich auf diesem Gebiet auskennen. Es ist aber kein Fehler, ein ausgefülltes Tagebuch über ca. zwei Wochen beim Arztbesuch vorzulegen.

Die Deutsche Migräne- und Kopfschmerzgesellschaft e.V. (DMKG) – zu finden unter www.dmkg.org – gibt Adressen von Kopfschmerztherapeuten auf schriftliche Anfrage bekannt.

Die Deutsche Schmerzliga e.V. ist eine Patientenvereinigung, an die man sich auf der Suche nach einem kompetenten Therapeuten ebenfalls wenden kann: www.schmerzliga.de

Hanne Seemann
Mein Körper und ich – Freund oder Feind?
Psychosomatische Störungen verstehen
140 Seiten, broschiert, mit Übungen auf CD
ISBN 978-3-608-86035-1

Ist Kranksein gesund?
Die Sprache des eigenen Körpers verstehen

Sie sind »organisch gesund«, haben aber dennoch unerträgliche Schmerzen oder ein anderes körperliches Leiden? Dann sollten Sie lernen, die Sprache Ihrer Symptome zu entschlüsseln. Aus ihrem reichen Wissen über das feine Zusammenspiel von Körper und Psyche berichtet Hanne Seemann,
- wie funktionelle Störungen entstehen
- was Symptome mitteilen können
- und vor allem: wie die Freundschaft mit dem eigenen Körper wiederhergestellt werden kann.

Übungen auf der beigelegten Hör-CD erleichtern die praktische Umsetzung.

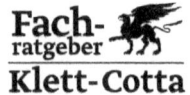

www.klett-cotta.de/fachratgeber

Hanne Seemann
Selbst-Herrlichkeits-Training für Frauen
... und schüchterne Männer

93 Seiten, broschiert, mit Übungs-CD. ISBN 978-3-608-86113-6

Entspannt vor Publikum auftreten, eine »zündende« Rede halten, die eigene Persönlichkeit sichtbarer machen: welcher Mann und vor allem welche Frau würde das nicht gerne! Buch und CD helfen mittels wirkungsvoller Körperübungen, Schüchternheit zu überwinden und spürbares Selbstvertrauen aufzubauen.

Auch beruflich erfolgreiche Frauen haben oft Probleme, sich überzeugend zu präsentieren, eine zündende Rede zu halten, einen öffentlichen Auftritt bravourös zu meistern. Weil das »Hervortreten« eine Frage der körperlichen und psychischen Einstellung ist und weniger von guter Sprachfähigkeit abhängt, bietet die bekannte Psychotherapeutin Hanne Seemann hier wirkungsvolle Imaginations- und Körperübungen (auch auf der beiliegenden CD) an. Zusammen mit der suggestiven Musik von Mari Boine ein wunderbares Übungsmaterial für den große Auftritt.

»Praktische Übungen vor allem für Frauen, die selbstsicherer in der Öffentlichkeit auftreten wollen ... Ein praxisnaher Ratgeber. Für alle.«
Lieselotte Banhardt, Buchprofile

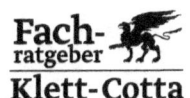